北京协和医院护理丛书

垂体瘤护理手册

主　编　马玉芬　张　毅
副主编　王立君　李琳凤

中国协和医科大学出版社

图书在版编目（CIP）数据

垂体瘤护理手册／马玉芬，张毅主编．—北京：中国协和医科大学出版社，2017.8

ISBN 978－7－5679－0817－8

Ⅰ.①垂…　Ⅱ.①马…②张…　Ⅲ.①垂体腺瘤－护理－手册　Ⅳ.①R473.73－62

中国版本图书馆 CIP 数据核字（2017）第 167670 号

北京协和医院护理丛书

垂体瘤护理手册

主　　编：马玉芬　张　毅
责任编辑：雷　南

出版发行：**中国协和医科大学出版社**
　　　　　（北京东单三条九号　邮编 100730　电话 65260431）
网　　址：www.pumcp.com
经　　销：新华书店总店北京发行所
印　　刷：北京瑞禾彩色印刷有限公司

开　　本：787×1092　1/32 开
印　　张：5.75
字　　数：86 千字
版　　次：2017 年 8 月第 1 版
印　　次：2017 年 8 月第 1 次印刷
定　　价：25.00 元

ISBN 978－7－5679－0817－8

作者名单

张　毅　李琳凤　王立君　王燕燕　孙雪飞
吕　妍　丛　楠　孙燕霞　肖志源　王吉珂
孙　爽　孙孟佳　薄红梅　张　岭　武　静
袁颖慧　姚睿颖　史妍萍

前　　言

　　垂体瘤是一种常见的颅内肿瘤，约占颅内肿瘤的10%，而且随着医学诊疗技术的不断发展，其检出率不断提高。但垂体瘤绝不是不治之症，手术、放疗、药物治疗多种方式相结合，使得垂体瘤的治愈率也大大提高。即使不能治愈，也可以通过多种方式控制其症状。

　　正确的认识垂体瘤对疾病的治疗和恢复都有一定帮助。也许您刚刚得知自己患上垂体瘤，也许您已经正在奔波于多个医院寻找治疗垂体瘤的方法，也许您正在医院住院准备接受手术治疗，也许您已经经过手术治疗正在康复中……那么，相信本书会对您认识和治疗垂体瘤疾病有一定帮助。阅读完这本书，将对您的日常生活具有一定指导，对战胜垂体瘤疾病信心大增。

　　本书从认知、就诊、住院、出院四方面进行介绍，为患者的就医、配合医生治疗、疾病认识、自我护理、围手术期注意事项等方面提供全方位的具体建议，直接告诉您什么应该做、什么不应该做、怎样做。

　　本书在编写过程中，得到了北京协和医院神经外科幸兵教授的大力支持和帮助，使本书得以如期完稿，在此深表谢意。由于我们水平有限，疏漏和错误在所难免，恳请各位多提宝贵意见，以便再版时修改和完善。

编者

2017. 6. 19 于北京

目　　录

第一篇　认　知　篇

第二篇　就　诊　篇

第三篇　住　院　篇

第四篇　出　院　篇

第一篇　认　知　篇

第一章　初次见面

1. 垂体腺瘤是良性肿瘤还是恶性肿瘤？

大部分垂体腺瘤是良性肿瘤，迄今为止全世界范围内仅有少数几例患者被报道是恶性病变，绝大部分患者都是垂体良性肿瘤或其他病变。

2. 垂体腺瘤可分为哪些类型？

根据肿瘤大小的不同，垂体腺瘤分为垂体微腺瘤（肿瘤的直径 <1cm）、垂体大腺瘤（肿瘤直径 1cm ~ 3cm）和垂体巨大腺瘤（直径 >3cm）。

根据是否有激素的异常分泌，又可以分为激素分泌型垂体腺瘤和无功能型垂体腺瘤。激素分泌型垂体腺瘤又包括生长激素细胞腺瘤、泌乳素细胞腺瘤、促肾上腺皮质激素细胞腺瘤、促甲状腺激素细胞腺瘤、促性腺激素细胞腺瘤及多分泌功能细胞腺瘤。

笔记：

3. 什么是垂体腺瘤？垂体腺瘤的发病率高吗？

垂体腺瘤是脑垂体前叶发生的一种良性肿瘤，人群发病率一般为 1/10 万，在颅内肿瘤中仅低于脑胶质瘤和脑膜瘤，近年来的发病率呈上升趋势。以下为近期欧洲两项关于垂体腺瘤发病率的研究报告结果。

在芬兰北部进行的一项基于人群的研究报告中，发现垂体腺瘤的发病率（每 100,000 例）如下：

- 所有垂体腺瘤——4.0/100,000
- 泌乳素腺瘤——2.2/100,000
- 临床无功能腺瘤——1.0/100,000
- 生长激素腺瘤——0.34/100,000
- 促肾上腺皮质激素细胞腺瘤——0.17/100,000

在来自英格兰一个超过 80,000 名居民的社区的另一项研究报告中，发现垂体腺瘤的患病率（每 100,000 例）如下：

- 所有垂体腺瘤——77.6/100,000
- 泌乳素腺瘤——44.4/100,000
- 无功能腺瘤——22.2/100,000
- 生长激素腺瘤——8.6/100,000
- 促肾上腺皮质激素细胞腺瘤——1.2/100,000

4. 垂体腺瘤会转移吗？会遗传吗？

垂体腺瘤的发生既与遗传有关，也与外界环境有

笔记：

关，如化学制品、放射线等。但绝大多数患者为散发，并无特殊因素。目前只有极少数易患垂体腺瘤的家系，如果没有这方面的家族史，那么它遗传的概率极低。在研究中，的确观察到垂体腺瘤患者存在一些特殊的遗传基因，但是带有这些遗传基因，并不一定会患垂体腺瘤。经研究，以下基因的突变可能在垂体腺瘤的遗传中起到了决定性作用：

• MEN1——该抑癌基因的功能失活突变似乎是造成多内分泌腺瘤病Ⅰ型患者甲状旁腺、胰岛及垂体出现肿瘤的原因，然而，该基因发生的突变似乎并不引起散发性垂体腺瘤。

• Gs-α——约40%的生长激素腺瘤中发现鸟嘌呤核苷酸刺激蛋白的α亚基（guanine nucleotide stimulatory protein，Gs-α）基因的激活突变。这些突变导致腺苷酸环化酶的组成性激活，这在生长激素腺瘤导致的细胞分裂和生长激素分泌过多中可能起到一定作用。

• PTTG——从大鼠垂体腺瘤细胞系中克隆得到的垂体腺瘤转化基因（pituitary tumor transforming gene，PT-TG），相较于非腺瘤垂体组织，在大部分人垂体腺瘤中过表达。

• FGF受体-4——在人垂体腺瘤中发现了成纤维细胞生长因子4（fibroblast growth factor-4，FGF-4）的截短型受体。泌乳素细胞中表达该突变的转基因小鼠发生泌乳素腺瘤。

笔记：

5. 垂体腺瘤是什么原因引起的？

关于垂体腺瘤的发生原因目前存在两种学说：包括下丘脑调节功能失常和垂体细胞自身缺陷学说，下面一一介绍。

一、下丘脑调节功能失常

（1）下丘脑多肽激素促发垂体细胞的增殖，如移植入 GHRH 基因后，可引发大鼠促 GH 细胞增生，并进而发展成真正的垂体肿瘤。

（2）抑制因素的缺乏对肿瘤发生也可起促进作用，如 ACTH 腺瘤可发生于原发性肾上腺皮质功能低下的病人。

二、垂体细胞自身缺陷学说

（1）垂体腺瘤来源于一个突变的细胞，并随之发生单克隆扩增或自身突变导致的细胞复制。

（2）外部促发因素的介入或缺乏抑制因素：①DA（多巴胺）受体基因表达的缺陷。②癌基因和抑癌基因的作用：癌基因实际上是参与细胞正常生长调节的一类基因，有些癌基因产物即是生长因子及其受体，另一些则是参与生长信号在细胞内的传递过程，其表达的异常均可导致异常的细胞增生。

6. 垂体腺瘤的危害是什么？

主要是由于肿瘤增长对周围组织的压迫以及激素的

笔记：

异常分泌所引起，具体如下。

视力障碍——视力障碍是促使无功能垂体腺瘤患者就医的最常见症状，腺瘤的鞍上扩张引起视交叉受压从而导致视力障碍。最常见的主诉是颞侧视野缺损（双颞侧偏盲），可单眼或双眼受累，如为双眼，受累程度可不同。当视交叉受压更严重时，视敏度可下降。

生长激素腺瘤的危害——面容改变，可出现额头变大、下颌突出、鼻大唇厚、手指变粗、穿鞋戴帽觉紧，数次更换较大的型号，甚至必须特地制作。有的患者并有饭量增多、毛发皮肤粗糙、色素沉着、手指麻木等症状；重者会出现全身乏力、头痛、关节痛、性功能减退、闭经不孕等，甚至有并发糖尿病及心脏疾病等异常情况。

促肾上腺皮质激素腺瘤的危害——身体出现向心性肥胖、满月脸、水牛背、锁骨上脂肪垫、多血质、腹部大腿部皮肤有紫纹、毳毛增多等。重者出现闭经、性欲减退、全身乏力甚至卧床不起，部分患者可并发高血压、糖尿病、骨质疏松、抑郁症等异常情况。

泌乳素腺瘤的危害——女性患者出现闭经、溢乳、不孕，重者腋毛脱落、皮肤苍白细腻、皮下脂肪增多，并伴有乏力、易倦、嗜睡、头痛、性功能减退等。男性患者则表现为性欲减退、阳痿、乳腺增生、胡须稀少，重者还有生殖器官萎缩、精子数目减少、不育等。

笔记：

7. 垂体腺瘤会长大吗？

垂体腺瘤有可能会长大，一般不会速度太快，但如果是侵袭性的垂体腺瘤，生长速度可以很快。因此确诊垂体腺瘤后，要及早进行相应的治疗，防止肿瘤进一步长大，症状进一步加重。

8. 当身体出现什么表现时，我要考虑自己可能出现了垂体腺瘤？

如果出现头痛；视力下降，视野缺损；低钾低钠引起的恶心呕吐，精神萎靡，乏力，这些表现时，需要考虑自己是否出现了垂体腺瘤。

如果表现为月经紊乱，闭经，泌乳，不孕，性欲减退，体毛减少或皮肤变薄；男性乳房发育，阳痿，胡须减少，不育，多考虑为泌乳素型垂体腺瘤。

如果表现为巨人症，肢端肥大症，睡眠呼吸暂停综合征，语言不清，声音低沉，易怒，暴躁，头痛，失眠，神经紧张，肌肉酸痛等，多考虑为生长激素型垂体腺瘤。

如果表现为向心性肥胖，满月脸，水牛背，锁骨上脂肪垫，紫纹，性欲减退，女性月经稀少不规则或闭经、溢乳、不孕，男性阳痿，女性毳毛增多，长胡须，喉结增大，生长发育减慢等，多考虑为促肾上腺皮质激素型垂体腺瘤。

笔记：

_____

_____

_____

9. 垂体瘤能治好么？

这要根据肿瘤的大小、类型、位置以及主治医生的临床经验而定。对于一位有经验的临床医生，微腺瘤的手术治愈率可高达 90% 左右。对于早期瘤体比较小的垂体微腺瘤，通常情况下是可以通过手术治愈的。垂体巨大腺瘤若未浸润海绵窦及颅底骨质部位这些"雷区"，治愈率较大，但如果累及"雷区"，则可能无法通过手术完全治愈，还需要辅以术后的药物治疗及放疗、化疗。生长激素型垂体巨大腺瘤患者术后需要复查葡萄糖生长激素抑制试验，能够达到正常水平的可达 60%，即使无法达到正常水平的患者，也可以结合善龙药物治疗并定期复查磁共振和激素水平，使其基本得到控制。

10. 治疗后体型和容貌能恢复吗？

促肾上腺皮质激素型垂体腺瘤和生长激素型垂体腺瘤的病人体型和容貌均会有很大改变，治疗后，体型和容貌均会有一定程度的恢复，但很难恢复成原来的样子。

11. 应该怎样治疗？

首先应该明确检查您垂体腺瘤的类型，才能考虑后续治疗方案。医生会根据您肿瘤的类型、大小来选择适合的治疗方案。

笔记：

手术治疗——所有垂体腺瘤尤其大腺瘤和功能型垂体腺瘤均宜考虑手术治疗，鞍内肿瘤一般均采取经鼻蝶显微外科手术切除微腺瘤，如果大腺瘤已向鞍上和鞍旁扩展，要考虑开颅经额途径切除肿瘤。

药物治疗——功能型垂体腺瘤中的泌乳素腺瘤大部分不需要手术治疗，因为泌乳素腺瘤通常对多巴胺受体激动剂类药物治疗的反应良好。目前部分难治型垂体腺瘤患者应用替莫唑胺治疗也取得了一定成效。

姑息治疗——即在能够很好地控制疾病的症状及不良的身体感受的情况下采取的一种主动的综合的治疗方法。通常情况下，直径小于1cm的无功能型垂体腺瘤可不用手术治疗，可以通过定期进行磁共振检查来观察肿瘤是否进行性增长即可。对于肿瘤巨大手术效果不佳的患者可采用定期复查、放疗、化疗等进行多途径的介入治疗，尝试使用中西医结合的方案以及提供心理支持等来缓解肿瘤造成的各种症状及痛苦，最大程度延长无症状生存期，提高生活质量。

放射治疗——垂体放射治疗可阻止肿瘤进一步生长并最终使分泌增多的激素水平下降，但疗效不像手术治疗那样较快地使肿瘤缩小和激素水平恢复正常。放射治疗的类型较多，可选择常规X线放疗、直线加速器X刀、γ刀以及放射源钇［^{90}Y］或金［^{198}Au］作垂体内照射等。常规垂体放射治疗原则上不单独使用，常与手术或药物配合应用，手术切除不彻底者以及术后复发者

笔记：

可考虑垂体放射治疗。因为大腺瘤如切除不彻底易致肿瘤复发，而再次进行手术治疗是很危险的，术后辅以放射治疗则可避免。不允许手术治疗者也可考虑放射治疗与药物治疗联合应用。放射治疗异常情况主要是垂体功能减退（50% ~ 70%），术后辅以放射治疗者垂体功能减退症出现的可能性更大。其他异常情况包括视交叉和（或）视神经及其他脑神经损害的表现（失明或眼肌麻痹）、大脑缺血、癫痫发作以及垂体或脑部恶变，但并不多见。

基因治疗——除了传统的外科手术、放疗及抗分泌药物外，近年有人探讨其他的治疗方法，如基因治疗，但仍处于实验阶段。

12. 什么叫难治性垂体腺瘤？

垂体腺瘤中大部分是良性肿瘤，生长缓慢，局限于蝶鞍内呈膨胀性生长，但还有部分垂体腺瘤为侵袭性垂体腺瘤，呈侵袭性生长，常常侵袭周围组织，其中部分侵袭性垂体腺瘤虽经一次或多次手术治疗，肿瘤仍然复发，对药物治疗和放射治疗不敏感，甚至在放疗后肿瘤生长加速，我们称这样的肿瘤为难治性垂体腺瘤。

13. 对于难治性垂体腺瘤有什么治疗方法？

对于难治性垂体瘤的治疗方法有：
（1）手术治疗：一般为一次或者多次治疗，但是肿

笔记：

瘤仍然复发。

（2）放射治疗。

（3）替莫唑胺口服药物治疗：现如今为临床常用，可控制部分肿瘤的生长，缩小肿瘤体积，降低垂体腺瘤患者的激素水平。

笔记：

第二章 深入认识

1. 垂体是什么?

垂体被称为人体内重要的内分泌腺,能够分泌多种激素,对代谢、生长、发育和生殖等有重要作用。垂体呈椭圆形,与黄豆相似,大小约 1.3 厘米 ×0.9 厘米 ×0.6 厘米,重量约 0.6 克,女性的垂体较男性稍大(图 1)。

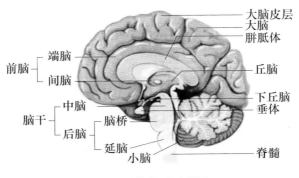

图 1 垂体位置示意图

2. 垂体位于哪里?

垂体位于颅底蝶鞍垂体窝内。垂体位置几乎直接位于双眼之间区域的正后方,因此对垂体的外科手术可通过鼻后部(蝶骨)入路(图 2、图 3、图 4)。

笔记:

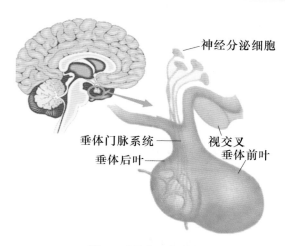

图2　垂体位置与结构

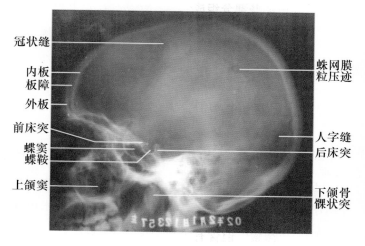

图3　垂体位置

笔记：

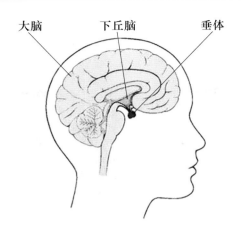

大脑　　下丘脑　　垂体

图4　垂体在颅中位置示意

3. 垂体由哪些部分组成？

垂体由腺垂体（也称垂体前叶）和神经垂体（也称垂体后叶）组成。腺垂体约占垂体体积的75％，神经垂体约占垂体体积的25％。腺垂体（The pituitary gland）是脑基底部一个樱桃状的器官，可以分泌七种激素：生长激素（HGH）、催乳素（PRL）、促黑素（MSH）、促甲状腺激素（TSH），促肾上腺皮质激素（ACTH），促性腺激素（GTH，包括FSH和LH）。神经垂体位于脑垂体后部，它主要由下丘脑束的无髓神经纤维由神经胶质分化而成的神经垂体细胞所组成。神经垂体不含腺体细胞，不能合成激素，但含有丰富的毛细血管。但催产素和升压素通常被称为神经垂体激素，其实并不是神经垂

笔记：

体分泌的，而是在下丘脑合成，储存在神经垂体，在受到适宜刺激的时候由神经垂体释放出来，透过毛细血管进入血液中（图5、图6）。

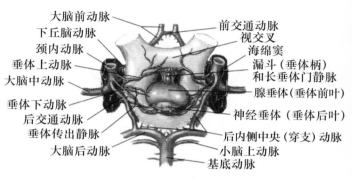

图5　垂体周围组织结构

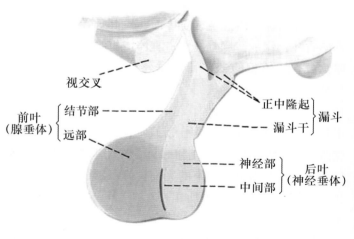

图6　垂体组成

笔记：

4. 垂体有哪些作用?

垂体各部分都有独自的任务。腺垂体细胞主要作用是分泌激素;神经垂体本身不会制造激素,而是起一个仓库的作用,下丘脑的视上核和室旁核制造的抗利尿激素和催产素,通过下丘脑与垂体之间的神经纤维被送到神经垂体贮存起来,当身体需要时就释放到血液中。脑垂体是人体最重要的内分泌腺,是利用激素调节身体健康平衡的总开关,控制多种对代谢、生长、发育和生殖等有重要作用激素的分泌。人在 40 岁后,脑垂体萎缩,人体迅速衰老。

5. 腺垂体能分泌哪些激素? 都有什么作用?

腺垂体细胞分泌的激素主要有生长激素、催乳素、促甲状腺激素、促性腺激素(黄体生成素和卵泡刺激素)、促肾上腺皮质激素和黑色细胞刺激素。

(1)生长激素:主要生理功能是促进神经组织以外的所有其他组织生长,它能够促进机体合成代谢和蛋白质合成,促进脂肪分解,对胰岛素有拮抗作用,抑制葡萄糖利用而使血糖升高等作用。正常值:新生儿 15 ~ 40μg/L(15 ~ 40ng/ml);儿童 < 20μg/L(< 20ng/ml);成人男性 < 2μg/L(< 2ng/ml);成年女性 < 10μg/L(< 10ng/ml)。

(2)催乳素:主要作用为促进乳腺发育生长,引起

笔记:

并维持泌乳。双抗体放射免疫法测得的正常参考值：男：$<20\mu g/L$；女：卵泡期：$<23\mu g/L$；黄体期：5.0～40.0$\mu g/L$；妊娠前三个月：$<80\mu g/L$；妊娠中三个月：$<160\mu g/L$；妊娠末三个月：$<400\mu g/L$。

（3）促甲状腺激素：控制甲状腺，促进甲状腺激素合成和释放，刺激甲状腺增生，细胞增大，数量增多。正常范围：2～10mU/L。

（4）促性腺激素：控制性腺，促进性腺的生长发育，调节性激素的合成和分泌等。促黄体生成激素促进男子睾丸制造睾丸酮，女子卵巢制造雌激素、孕激素，帮助排卵。正常参考值：卵泡期：血5～30mU/ml；排卵期：血75～150mU/ml；黄体期：血3～30mU/ml；绝经期：血30～130mU/ml；卵泡期：尿7.2～23.5U/24h。卵泡刺激素促进男子睾丸产生精子，女子卵巢生产卵子。正常参考值：男性：2.5～15U/L；女性：4～20U/L；绝经后：>40～200U/L。

（5）促肾上腺皮质激素：控制肾上腺皮质，促进肾上腺皮质激素合成和释放（肾上腺皮质激素的主要功能是调节体内水盐代谢和糖代谢），促进肾上腺皮质细胞增生。正常促肾上腺皮质激素分泌存在与皮质醇相同的昼夜节律，早晨高，下午和晚上低。正常参考值：上午8时：2.2～17.6pmol/L；下午4时：1.1～8.8pmol/L。

（6）黑色素细胞刺激素：控制黑色素细胞，促进黑色素合成。

笔记：

6. 神经垂体都储存哪些激素？有什么作用？

下丘脑视上核、室旁核产生的抗利尿激素（升压素）与催产素在神经垂体储存。

（1）抗利尿激素：主要作用为增强肾远端小管和集合管对水的重吸收，起抗利尿作用，能维持血浆正常胶体渗透压，因此对肾脏浓缩功能有很大影响。血容量和血压等因素的改变都可影响抗利尿素的分泌。正常参考值：$1 \sim 10 \mu U/ml$；$11 \sim 30 \mu U/24h$。

（2）催产素：促进子宫收缩，有助于分娩；促使具有泌乳功能的乳腺排乳。

7. 垂体周围有哪些神经和血管？

垂体位于颅内的"交通要道"，其周围的结构十分重要，包括：视神经、视交叉、垂体柄、海绵窦。海绵窦的侧壁从上到下依次排列着：动眼神经、滑车神经、三叉神经的眼支和上颌支，海绵窦的中心有外展神经和颈内动脉海绵窦段，其中外展神经和颈内动脉海绵窦段离垂体更近。

视神经主要是负责将视网膜所得到的视觉信息传送到大脑。

视交叉很像一个神经纤维汇集的枢纽，由双眼视网膜鼻侧半交叉纤维和双眼视网膜颞侧半不交叉纤维所共同组成，视交叉受压迫的主要症状为视力减退、视野损

笔记：

害和视神经萎缩。视力减退是视交叉损伤的早期症状，常与头痛并存。这类病人先于眼科就诊，一般视力是逐渐下降，但也有迅速减退者，后者多见于囊性肿瘤和瘤内出血等，常易误诊为急性球后视神经炎，故应结合视野及全身情况进行鉴别诊断。视野改变即双眼颞侧半视野缺损，叫双颞侧偏盲，为视交叉正中部受损的重要体征之一。但因视觉神经纤维在视交叉内排列异常复杂，视交叉在蝶鞍上方的位置又不恒定，视交叉受压迫部位也经常变化，从而所出现的视野缺损也不完全一致，如视束起始处视交叉受累，可出现同向偏盲，即两眼同侧半视野缺损，如视交叉前部受累，往往因病变偏向一侧多些，形成一眼全盲，另眼颞侧偏盲。视交叉损害所出现的下行性视神经萎缩，多在视力减退发生若干日后，始可看到。视盘水肿多见于视交叉上方病变，如颅咽管瘤和第三脑室扩大等，鞍内肿瘤则很少发生。

鞍旁病变或鞍内肿瘤向鞍旁发展，可累及动眼、滑车和外展诸颅神经，出现眼球运动障碍。双眼还有一定视力时，瞳孔对光反应正常或减弱。如一眼完全失明，该眼的瞳孔直接对光反应丧失。动眼神经主要是参与瞳孔对光反射和调节反射，当动眼神经麻痹时，患者会出现上眼睑下垂，眼球向内、向上及向下活动受限而出现外斜视和复视，并有瞳孔散大，调节和聚合反射消失。滑车神经主要支配上斜肌，管眼球向上外方运动。三叉神经的眼支和上颌支支配眼裂以上、眼裂和口裂之间的

笔记：

感觉和咀嚼肌收缩。外展神经主要是支配眼的外直肌，受损时，患眼不能向外转动，出现内斜视。颈内动脉为大脑供应氧气的主要通路。

8. 垂体腺瘤在体内如何生长？

肿瘤可以包裹垂体，也可以从垂体内生长出来，挤压脑垂体，导致脑功能异常。肿瘤向外侧发展压迫或侵入海绵窦可导致外展神经或动眼神经功能障碍；压迫海绵窦可导致眼睑下垂、眼外肌麻痹、复视等；压迫鞍隔可导致头痛；压迫视交叉，导致视力减退，视野缺损，主要为颞侧偏盲或双颞侧上方偏盲；肿瘤向鞍上生长，压迫垂体柄或下丘脑可致多尿或产生尿崩、睡眠异常、食欲异常、性早熟、性腺功能减退症等；晚期如果肿瘤向后上生长可阻碍第三脑室前部和室间孔。

按照垂体瘤与蝶鞍和蝶窦的关系，可以将垂体瘤分为五期（图7）。

Ⅰ鞍底完整，蝶鞍正常，病灶膨胀生长，肿瘤小于10mm；

Ⅱ鞍底完整，蝶鞍增大，肿瘤大于或等于10mm；

Ⅲ鞍底完整或局限性蝶鞍底破坏；

Ⅳ明显的蝶鞍底破坏；

Ⅴ经过脑脊液或血道远处扩展。

笔记：

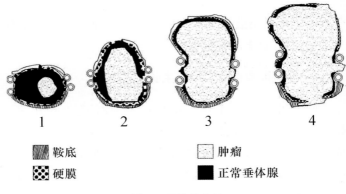

| ▨ 鞍底 | ▦ 肿瘤 |
| ▧ 硬膜 | ■ 正常垂体腺 |

图 7   垂体的生长

9. 肿瘤的生长会对我产生哪些影响？

垂体腺瘤的进行性生长如果得不到有效地控制，则可以产生很多由于瘤体压迫所引起的反应，最常见的就是头痛和视觉异常。

头痛的主要原因多为瘤体体积的增大对整个颅腔空间的影响，从而引起颅内压增高，部分情况严重的患者还可伴有恶心、呕吐等症状。但是也有部分头痛症状与局部瘤体压迫关系不明，有些患者虽然占位病变不明显，也可出现头痛（50%）。还有男性泌乳素腺瘤患者头痛发生率普遍较女性患者高，约为63%。

垂体肿瘤向上扩展压迫交叉时；可出现视觉异常症，如视力减退、视物模糊、视野缺损、眼外肌麻痹等。最典型、常见的是由于视交叉受压引起的双颞侧偏

笔记：

盲。压迫部位不同，视野缺损形式也各异。压迫视束时产生同侧偏盲，压迫视神经时出现单眼失明。早期压迫症状不重，但由于营养血管被阻断、部分神经纤维受压出现视力下降及视物模糊。后期眼底检查可见视神经萎缩。

肿瘤向蝶鞍两侧生长可压迫海绵窦，压迫第 I 、III 、IV 、V 、VI 对脑神经。嗅神经受压迫时出现嗅觉丧失；第 III 、IV 、VI 对脑神经受压则可出现眼球运动障碍，眼睑下垂，瞳孔对光反射消失等；第 V 对脑神经受压出现继发性三叉神经痛和头面部局部麻木症状。

巨大的腺瘤向大脑额叶、颞叶发展可引起癫痫发作及精神症状等。肿瘤侵蚀鞍底可造成脑脊液鼻漏。主要表现为鼻腔间断或持续流出清亮、水样液体，早期因与血混合，液体可为淡红色。单侧多见。在低头用力、压迫颈静脉等情况下有流量增加的特点者，提示脑脊液鼻漏可能。巨大的 PRL 瘤尚可引起单侧眼球突出和双眼瞳孔不等大。

10. 垂体肿瘤可引起哪些视力、视野的危害？

（1）双颞侧偏盲：为最常见的视野缺损类型，约占80%。因垂体肿瘤压迫视交叉的前缘，损害了来自视网膜鼻侧下方，继而损害鼻侧上方的神经纤维所致。开始为外上象限的一个楔形区域的视野发生障碍，继而视野缺损逐渐扩大到整个外上象限，以后再扩展到外下象限，形成双颞侧偏盲。在早期先出现对红色的视觉丧

笔记：

失，用红色视标做检查易早期发现视野缺损的存在。患者视力一般不受影响。

（2）双颞侧中心视野暗点（暗点型视野缺损）：此类型视野缺损约占10%～15%，由于垂体肿瘤压迫视交叉后部，损害了黄斑神经纤维。遇到这种情况时应同时检查周边和中心视野，以免漏诊。此类型视野缺损也不影响视力。

（3）同向性偏盲：较少见（约5%），因肿瘤向后上方扩展或由于患者为前置型视交叉（约占15%）导致一侧视束受到压迫所致。患者视力正常。此型和前一类型视野缺损还可见于下丘脑肿瘤，如颅咽管瘤、下丘脑神经胶质瘤及生殖细胞瘤。

（4）单眼失明：此种情况见于垂体肿瘤向前上方扩展或者患者为后置型视交叉变异者（约占5%），扩展的肿瘤压迫一侧视神经引起该侧中心视力下降甚至失明，对侧视野、视力均正常。

（5）一侧视力下降对侧颞侧上部视野缺损：此型和前一型均很少见，其原因是向上扩展的肿瘤压迫一侧视神经近端与视交叉结合的部位。在该部位有来自对侧的鼻侧下部视网膜神经纤维，这些神经纤维在此形成一个襻（解剖学称为 Wibrand 膝）后进入视交叉内。

临床上，一般出现视野缺损时瘤体已较大，但少数微腺瘤患者出可出现双颞侧偏盲。这种情况是因为视交叉和垂体为同一血液供应来源，视交叉中部的血液供应薄弱

笔记：

而垂体腺瘤的血流灌注丰富，产生"盗血"而引起双颞侧偏盲。经蝶窦手术切除微腺瘤后可纠正视野缺损。

11. 垂体腺瘤有哪些分类？

（1）根据有无激素分泌分为：功能型垂体腺瘤（包括催乳素腺瘤、生长激素腺瘤、促甲状腺激素腺瘤、促肾上腺皮质激素腺瘤、促性腺激素腺瘤及混合性垂体腺瘤）和无功能型垂体腺瘤。

（2）根据肿瘤大小分为：微腺瘤（直径 < 1cm）、大腺瘤（直径 1～3cm）和巨大腺瘤（直径 > 3cm）。

（3）生物学类型分类：结合影像学分类、术中所见和病理学分为侵袭性垂体腺瘤和非侵袭性垂体腺瘤。侵袭性垂体其定义为"生长突破其包膜并侵犯硬脑膜、视神经、骨质等毗邻结构的垂体腺瘤"。它是介于良性垂体腺瘤和恶性垂体癌之间的肿瘤，其组织学形态属于良性，生物学特征却似恶性。侵袭性与非侵袭性垂体腺瘤的临床表现、预后均明显不同。侵袭性垂体腺瘤的坏死、卒中、囊变发生率明显高于非侵袭性垂体腺瘤。

（4）根据组织结构分类：按瘤细胞排列方式及血管多少，分为弥漫性、窦样型、乳头型及混合型。

12. 什么是库欣综合征？

库欣综合征是肾上腺皮质分泌过量的糖皮质激素（主要是皮质醇）所致人体发生一系列异常改变的一种综

笔记：

合征。糖皮质激素是对人体非常重要的一种激素，具有调节糖、脂肪和蛋白质的生物合成和代谢的作用，还具有抗炎作用。之所以称为"糖皮质激素"，主要是因为其调节糖类代谢的活性最早为人们所认识。但是，糖皮质激素分泌过多则可造成代谢的紊乱，主要表现为满月脸、向心性肥胖、多血质、皮肤紫纹，还会引起血糖、血压升高，骨质疏松，对感染抵抗力降低等（图8）。

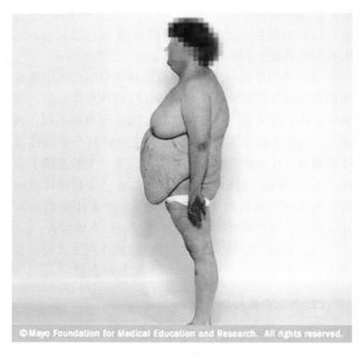

图 8　库欣综合征患者

笔记：

（1）进行性肥胖

最常见的特征是进行性的中心性（向心性）肥胖，常累及面部、颈部、躯干和腹部，以及体内的椎管及纵隔。四肢通常不受累，并可能出现萎缩。具体表现为：①"满月脸"，即脂肪堆积在面部，从正面检查有时会看不见耳朵；②"水牛背"，即颈背部脂肪垫，是常见表现之一；③锁骨上窝脂肪垫增大并遮盖锁骨，是最具特异性的体征之一，突出的锁骨上脂肪垫使颈部显得粗短。

（2）皮肤表现

①皮肤萎缩：角质层变薄，并且皮下脂肪明显减少，以至于可能看见皮下血管。②易出现瘀斑：由于糖皮质激素的分解代谢作用引起皮下结缔组织减少，患者在微小的损伤后易发生瘀斑。静脉穿刺部位出现大片瘀斑的现象也很普遍，常常难以维持液体沿静脉输注而不渗入周围组织。③条纹：当躯干、乳房和腹部增大而牵拉变脆的皮肤时，可出现紫纹。因为越来越薄的皮肤无法遮盖其下方真皮内静脉血液的颜色，所以条纹呈宽大、紫红色。条纹最常发生在较年轻的患者中，其数量可能较多，最常见于腹部和腰下部；也可见于乳房、髋部、臀部、肩部、大腿上部、上臂和腋窝。④真菌感染：皮肤真菌感染常见于躯干部位，尤其是花斑癣。部分患者有指（趾）甲真菌感染。⑤色素沉着过度：色素沉着过度是由 ACTH（而非皮质醇）分泌增多引起。

笔记：

ACTH 是人类中主要的色素激素。它通过与促黑素细胞刺激素受体结合而发挥作用。色素沉着过度的程度取决于 ACTH 分泌增加的持续时间和程度。色素沉着过度可能是全身性的，但在光暴露区域（面部、颈部和手背等），或暴露于长期轻度创伤、摩擦或压力的区域［肘、膝、脊柱、指关节、腰部（皮带区）、上腹部（束腹带区）和肩部（胸罩肩带区）］最为明显。在嘴唇内表面和沿齿咬合线的颊黏膜上，可能出现片状色素沉着。

（3）葡萄糖耐受不良

可致高血糖或导致糖尿病加重。主要原因为皮质醇刺激糖异生作用和肥胖引起外周胰岛素抵抗，但直接抑制胰岛素释放也可能起到了促进作用。

（4）月经不规则

可能表现为月经周期紊乱、月经稀发、闭经、月经过多或周期波动。可能是由于高皮质醇血症对促性腺激素释放激素分泌的抑制导致的。

（5）肾上腺分泌雄激素过多的体征

女性中雄激素的主要来源是肾上腺，因此，库欣综合征女性患者常有雄激素过多的体征。与之相对，男性雄激素的主要来源是睾丸，因此，男性库欣综合征患者没有雄激素过多的体征，因为皮质醇没有雄激素活性。雄激素过多的受累女性可出现以下症状：①多毛症，通常程度较轻，仅限于面部，但也可以是全身性的；②面部皮肤油腻，以及面部、颈部或肩部出现痤疮；③性欲增加；④颞部变秃、声音低沉、男性体型、阴毛呈男性化盾状分布和阴蒂肥大等女性男性化特征（通常只见于肾上腺癌导致血清雄激素浓度极高的女孩或女性患者）。

（6）近端肌萎缩和无力

由于过多的糖皮质激素对骨骼肌的分解代谢作用所致。

（7）骨丢失

由于肠道对钙的吸收降低、骨形成减少、骨吸收增加和肾脏对钙的重吸收减少导致。可发生骨折、股骨头坏死、腰痛、高钙尿、肾结石等。

（8）心血管疾病

常见的包括高血压、血脂异常。发病机制尚未完全了解，但可能与外周血管对肾上腺素受体激动剂的敏感性增加、肾小管 1 型（盐皮质激素）受体被皮质醇激活、皮质醇可能有直接的心脏毒性有关。

（9）神经心理学变化和认知功能

推测该症状是由过多的皮质醇所致。常见的心理症状有情绪不稳、激越性抑郁、易激惹、焦虑、惊恐发作、轻度偏执。失眠通常是一个早期症状，其被认为是由皮质醇分泌的正常昼夜变化消失引起睡眠期间血清皮质醇浓度偏高所致。另外，皮质醇增多症可损害学习能力、认知功能和记忆能力（尤其是短期记忆）。

笔记：

（10）感染与免疫功能：糖皮质激素可抑制免疫功能，从而使感染率增加。

13. 什么是生长激素型垂体腺瘤？

生长激素型垂体腺瘤为生长激素分泌异常所致，垂体生长激素腺瘤的特点是生长缓慢。早期微小腺瘤，患者形体变化很小或不明显，常被忽视。随着肿瘤长大，生长激素分泌增加，肿瘤已存在多年，典型的临床表现才明显。主要有以下表现（图9）：

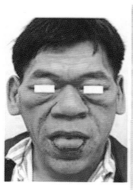
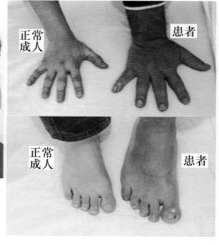

图9　肢端肥大症

（1）肢端肥大

患者头颅、面容宽大，眉弓凸起，颧骨高，下颌突

笔记：

出延长、牙齿咬合不良，齿缝增宽，鼻肥大，唇增厚，手足肥厚宽大，指趾变粗，跟垫增厚，常需更换较大号鞋。头皮增厚、松弛，皮肤粗黑、毛发增多，约60%的患者有多汗表现，可能与汗腺肥大有关。椎体增宽，唇样变，骨关节肥厚，伴颈胸腰背疼痛、关节痛、全身胀痛。心肺、胃肠、肝、脾、肾等内脏亦肥大。甲状腺肿大或产生结节，伴甲亢或甲低。骨和软组织过度生长可累及周围神经，产生感觉异常甚至肌力下降、肌萎缩。少数患者巨人症和肢端肥大同时存在。

（2）代谢改变

生长激素过多对糖代谢的影响和对胰岛素的拮抗作用，可以导致患者产生糖耐量异常、糖尿病。生长激素过多使甘油三酯和脂蛋白酶活性降低，导致高甘油三酯血症，并影响胰岛素对葡萄糖的反应。生长激素增多使肠道对钙的重吸收增加、肾小管对磷的重吸收增加，患者骨质增生、骨密度增高，血钙、磷增多，尿钙增高，6%～12.5%的患者发生泌尿系结石。

（3）呼吸道改变

舌、咽、喉及呼吸道管壁增生可致睡眠呼吸暂停综合征、气道狭窄、肺功能受损。舌、喉肥大、声带变厚可导致语言不清、声音低沉。有报道称肢端肥大患者存在一定程度地肺容积增加，男性约为81%，女性为56%，患者上呼吸道狭窄发生率为26%，下呼吸道为36%。肢大患者发生呼吸道感染时的病残率和病死率较

笔记：

非肢端肥大症者增加三倍。在麻醉插管时难度增加，拔管后易发生咽喉梗阻。

（4）心血管改变

心脏肥大发生率为 85.5%，多表现为左心室肥厚、心脏扩大、心室纤维组织增殖和心脏纤维肥大。

（5）生长激素大腺瘤还可以产生压迫症状，如对视交叉的压迫导致的视野缺损，以后的视力下降，肿瘤继续向上发展压迫三脑室，导致梗阻性脑积水等。

14. 什么是促甲状腺激素（TSH）型垂体腺瘤？（图 10）

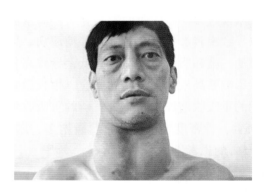

图 10　TSH 型垂体瘤

大多数患者具有甲状腺功能亢进的典型症状和体征，但少数患者仅有轻微症状，或甚至没有症状。

（1）皮肤：由于血流增加，甲状腺功能亢进症患者皮肤温暖（罕见情况下可能出现红斑）；也由于角蛋白层减少，皮肤会变得光滑。还可出现出汗（由于热量产

笔记：

生增加而增加）、不耐热；甲床分离和甲软化。

（2）眼部：凝视和下睑迟滞，由交感神经过度活动所致；眼外肌和眼眶脂肪以及结缔组织炎症，这种炎症导致眼球突出（突眼）、眼肌功能损害、眶周和结膜水肿。

（3）心血管系统：由于外周需氧量和心肌收缩力均增加导致心输出量增加，心率增加、脉压增宽并且外周血管阻力下降。

（4）呼吸系统：出现呼吸困难和劳力型呼吸困难。可能由于以下原因导致：耗氧量和 CO_2 生成量增加；呼吸肌无力；甲状腺功能亢进症可能加重已存在的哮喘；肺动脉收缩压增加；呼吸肌无力。

（5）胃肠道反应及体重减轻。主要是由于代谢率增加（高代谢）引起的，其次是由于肠道动力增加导致的便次增多及吸收不良；罕有患者出现脂肪泻。

（6）血液系统：红细胞量增加，但血浆容量增加更多，导致正常色素性、正常红细胞性贫血。

（7）骨骼：甲状腺激素刺激骨再吸收，导致皮质骨孔隙率增加和松质骨容量减少，发生骨质疏松和或骨折。

（8）其他：弥漫性甲状腺肿、月经紊乱。

15. 什么是泌乳素型垂体腺瘤？

泌乳素型垂体腺瘤是指垂体分泌泌乳素（PRL）的

笔记：

肿瘤。

（1）女性 PRL 瘤

多为微腺瘤，见于 20～30 岁青年。典型症状为闭经－乳溢－不孕三联征。闭经－不孕可由于高泌乳素血症对性功能的抑制作用所致，表现于下丘脑水平，由于它干扰了正常的雌激素对促性腺激素释放激素（LRH）分泌的正反馈作用而致 LH 高峰与排卵。近来有人提出该疾病与 PRL 使内源性阿片多肽（EOP）受体的活性增加，EOP 影响 DA（多巴胺）的变化有关。PRL 可能增加了正中隆起外栅区多巴胺释放，从而抑制黄体化激素释放激素释放，降低了垂体－性腺轴功能；还作用于卵巢水平，PRL 竞争致抑卵巢受体对促性腺激素的作用，可致黄体功能不足，使孕酮合成障碍和轻度雌激素合成障碍等，从而导致月经紊乱、闭经。排卵停止又可致低雌激素血症，进而引起阴道分泌减少、性交疼痛以及性欲减退等。

继发闭经多见，约占 90%。乳溢是本症主要表现，多为触摸性泌乳，占 50%～90%。性功能障碍约占 60%，主诉性欲减退或缺如、性感丧失、性高潮缺如、交媾痛等。其他性腺功能减退的症状有经期缩短、经量稀少或过多、月经延迟及不孕、乳腺萎缩，阴毛脱落，外阴萎缩、阴道分泌物减少等。女性青少年患者可发生青春期延迟、生长发育迟缓及原发性闭经。伴随的代谢障碍表现如肥胖、水钠潴留等症候群。月经

笔记：

紊乱有人认为与血清 PRL 水平有关，与肿瘤大小也有关，当其处于微腺瘤（＜10mm）阶段时仍有受孕可能，但流产机会比正常人多。部分长期高泌乳素血症患者由于低雌激素血症可发生骨密度减低，如伴发肾上腺产生去氢异雄酮过多，还可发生轻度多毛、痤疮。此外，女性泌乳素微腺瘤多在闭经－不育治疗中，由于外源性雌激素的刺激而致肿瘤迅速扩大，因而值得临床注意。

（2）男性 PRL 瘤

男性泌乳素瘤诊断时一般较大，常向鞍上发展，但相对少见。主要表现性功能减退的症状，约占83%，可为完全性或部分性。如程度不等的性欲减退、阳痿，男性不育症及精子数目减少。由于症状进展缓慢且有较大波动，不易引起患者注意，就诊时大多较晚，此时影像学检查证实已多为大腺瘤，神经压迫症状较明显。体格检查可发现患者胡须稀疏、生长缓慢、阴毛稀少、睾丸松软。男性青少年患者青春期发育及生长发育停止，体态异常和睾丸细小。此外，男性约69%可肥胖。

16. 什么是无功能型垂体腺瘤？

绝大多数垂体腺瘤具有较高的分泌功能，使血中激素水平升高，并产生相应的临床症状。但也有一些垂体腺瘤并不使血中激素水平升高，也无激素过多症状，称为临床无功能垂体腺瘤，简称无功能型垂体腺瘤，亦称

笔记：

临床无活性垂体腺瘤、无内分泌活性腺瘤或非分泌性垂体腺瘤，无功能腺瘤占所有垂体腺瘤的 25% ～30%，临床上很难发现，直到肿瘤体积增大到足以引起占位效应所致的症状时，才被识别。常见的表现如下。

（1）神经系统症状：神经系统症状，最常见的是视觉症状；较不常见的是头痛。视觉障碍是由腺瘤鞍上扩展压迫视交叉导致的视力受损。最常见的视力障碍类型是视野缺损，典型表现为颞侧视野的视力减退（颞侧上部象限盲或颞侧偏盲）。一侧或两侧的眼睛都可能受累。当视交叉被更严重压迫时，会出现视力下降。腺瘤侧向侵犯会导致动眼神经压迫，从而诱发复视，但较不常见。

（2）垂体肿块：是在因垂体症状或疾病以外的其他原因进行影像学检查时，偶然被发现的。

（3）垂体功能减退：由腺瘤压迫正常垂体组织所致。

17. 磁共振检查报告单上显示：鞍区占位，一定是出现了垂体腺瘤吗？

鞍区占位是一个笼统的描述性诊断，可以有囊肿、垂体瘤、脑膜瘤、颅咽管瘤等多种可能。垂体腺瘤只是鞍区占位的一种，所以磁共振报告单上显示：鞍区占位，不一定是垂体腺瘤。

笔记：

18. 如果进行手术，需要开颅么？

垂体手术有不同的手术方式，包括经唇下、鼻中隔、蝶窦切除垂体瘤和开颅切除垂体瘤等，北京协和医院主要应用经单鼻蝶窦切除和开颅切除垂体瘤。医生根据肿瘤在鞍区的生长的部位、大小、发展方向和鞍底发育的不同来选择合适的入路进行手术。

19. 哪些垂体瘤患者适合经鼻手术？

（1）局限于鞍内或仅向鞍上轻度扩展。

（2）垂体瘤向下侵犯蝶窦。

（3）老年体弱不能耐受开颅手术。

20. 哪些垂体瘤患者适合开颅手术？

（1）肿瘤明显向鞍上扩展。

（2）巨大腺瘤向鞍上发展且蝶窦扩大不明显。

（3）肿瘤呈哑铃型。

（4）肿瘤向鞍旁、鞍后、前颅凹扩展。

（5）鞍上肿瘤呈分叶状生长。

21. 手术是怎么做的？

目前大多数垂体腺瘤已不需要开颅手术了，而是经鼻孔和蝶窦进行微创切除的。

笔记：

（1）经鼻蝶入路手术（图11）

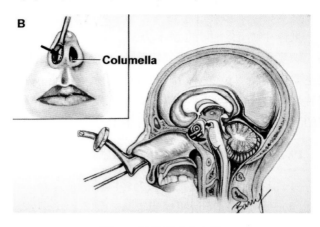

图11　经鼻蝶手术入路

1）手术原则：充分的术前准备。①术中定位；②切除肿瘤，更好地保护垂体功能。③做好鞍底及脑脊液漏的修补，尽量做到解剖生理复位。

2）手术方法：①显微镜下经鼻蝶入路手术（图12、图13）：a. 术前准备：抗生素溶液滴鼻、修剪鼻毛；b. 体位：仰卧位，根据肿瘤生长方向适当调整头后仰的角度；c. 经鼻中隔黏膜下沿中线进入，暴露蝶窦前壁及蝶窦开口，打开蝶窦前壁后处理蝶窦黏膜，暴露鞍底骨质；d. 高速磨钻打开鞍底骨质后，定位后剪开鞍底硬脑膜，暴露肿瘤后沿一定顺序用环形刮匙、吸引器、肿瘤钳切除肿瘤；e. 瘤腔用止血材料适度填塞，如明胶海绵、流体明胶、再生氧化纤维素（速即纱）等，f. 小

笔记：

骨片、纤维蛋白黏合剂等重建鞍底（必要时使用自身筋膜、肌肉或脂肪等进行修补），鼻中隔及黏膜复位，鼻腔适度填塞。②神经内镜下经鼻蝶入路手术方法：在神经内镜辅助下经单鼻腔－蝶窦入路行垂体腺瘤切除。a. 患者均在连续心电监护下给予气管插管并全身麻醉，取仰卧位以便手术显微镜垂直对准鞍内。b. 以标记笔连线外耳孔与外眦并于连线中外 1/3 处交点处做垂直线，取垂线向上 15mm 处为蝶鞍体表投影点，并将其与前鼻孔唇缘作与地面垂直的连线。c. 在相关仪器监视下，以去甲肾上腺素生理盐水棉片收缩双侧鼻腔黏膜以尽量扩大鼻腔、减少术中出血。d. 术中多选右侧鼻腔为手术进路，辨认清蝶窦前壁，在蝶窦开口侧前方的鼻中隔和蝶窦前壁交界处，取 1~2 cm 长弧形黏膜切口，翻向总鼻腔，用鼻窥器折断鼻中隔并置入窥器，注意避免损伤对侧鼻黏膜，暴露蝶窦开口骨质。e. 以蝶窦开口为上界，用咬骨钳或磨钻去除蝶窦前壁骨质，为完整显露鞍底继续使用磨钻磨除蝶窦间隔。并在鞍底中间偏下方的起始处，磨削鞍底骨质至开放直径达 10~15 mm。f. 待电凝硬脑膜后细针探查无血液和脑脊液渗漏后，以尖刀取"十"字切口并用电灼硬膜边缘以止血，切开硬膜后通常可见肿瘤组织涌出，为防止术后尿崩、脑脊液鼻漏异常情况等出现，在不伤及鞍隔与垂体柄的前提下，用刮匙或环形刮圈分块缓慢刮除肿瘤，留取肿瘤标本以备病理检查，并使用吸引器吸除肿瘤组织。应用内镜可以直观观察肿瘤是否彻底切除，肿瘤切除后冲洗瘤腔、止血，明确

笔记：

无活动性出血后以明胶海绵、止血纱布充填，入硬膜双层封闭鞍底，复位鼻黏膜及鼻中隔，油纱条填塞压迫止血。术后 3 天取出油纱条。术后 1 周内严密观测每小时和 24 小时尿量，注意补充皮质激素和甲状腺素。

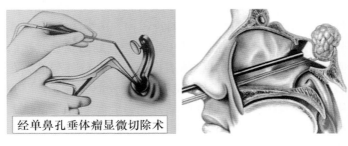

图 12　显微镜下经鼻蝶手术入路

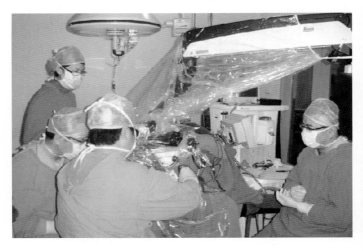

图 13　显微镜下经鼻蝶手术入路现场操作图

笔记：

内镜下经鼻腔蝶窦入路（图14、图15）由于手术设备的不断完善，经验的不断积累，目前已普遍采用。此术式需要特制的硬性鼻内镜手术器械和相配套的屏幕显示系统。病人取仰卧位，头部后仰 30°，向术者一侧偏转 20°～30°；内镜引导下鼻腔内填入肾上腺素盐水棉条，以收缩黏膜血管，用特制的撑开器扩张鼻道，充分显露蝶筛隐窝，开敞手术空间，在蝶筛隐窝内寻找到蝶窦开口后，沿蝶窦开口开放蝶窦前、下壁至直径 2 cm，进入入蝶窦后在 X 线定位下切除鞍底骨质至骨窗直径为 1.0 cm～1.5 cm。电灼鞍底硬膜后，用特制纤细的尖刀"十"字切开。内镜照明下用吸引器、取瘤钳、刮圈切除肿瘤。更换 30 度内镜后观察残余肿瘤和出血点，直视下进一步切除鞍内、鞍上残余肿瘤，出血点双极电凝止血，肿瘤切除后鞍底修复。采用内镜手术可视范围增大，肿瘤切除更彻底，同时还可避免经鼻中隔手术中大面积剥离鼻黏膜、防止鼻中隔穿孔及萎缩性鼻炎等，是目前神经内窥镜下，经鼻蝶手术切除垂体腺瘤的标准手术方式之一。但内镜操作空间小，术中解剖参照少；为了完成操作，要求术者对相关解剖结构有清楚的认识，并且经受过系统的内镜操作训练。

笔记：

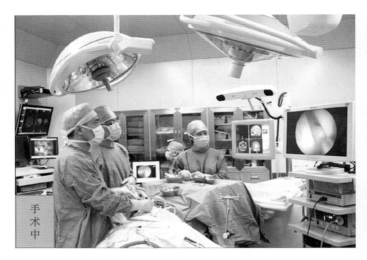

图 14　内镜下经鼻蝶窦入路手术现场操作

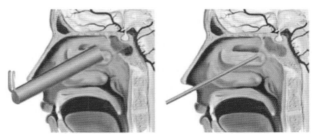

传统手术视野小，损伤大　　　内镜手术视野大，损伤小

图 15　内镜下经鼻蝶窦入路手术

（2）开颅手术

1）经额下入路的手术方法：患者均在连续心电监护下给予气管插管并全身麻醉。取仰卧位，头后仰15°，

笔记：

于眉中外 2/3 处做长约 5cm 切口。眶上额骨钻孔，部分患者有额底骨脊妨碍，术中以磨钻磨平，以充分开阔手术视野。开放术前腰穿留置的引流管以便脑组织回缩，剪开硬膜后排，放视交叉池、侧裂池内的脑脊液。要充分减压，避免损伤视神经，显微镜下行鞍上肿瘤切除操作。手术中由后向前用刮匙环形刮，分块缓慢刮除鞍内肿瘤。

2）经翼点入路的手术方法：患者均在连续心电监护下给予气管插管并全身麻醉。取仰卧位，以 Yasargil 翼点入路法行开颅操作，显微镜下打开侧裂池、颈内动脉池、视交叉池，放出脑脊液，暴露视神经、颈内动脉，探查颈内动脉外侧、颈内动脉与视神经、视交叉前间隙，显露肿瘤并切开其包膜，分块吸除或摘除肿瘤组织。

传统入路的开颅手术存在的共同缺点：手术入路创伤大、术后反应严重且异常情况多、恢复慢，尤其是术中操作存在手术视野死角。而单鼻孔经蝶神经内镜下垂体腺瘤切除术凭借神经内镜的广角成像特点，不仅能有效避免传统入路手术的视野死角进一步提升手术视野的清晰度，还能在术中通过调整内镜从多角度观察肿瘤，使肿瘤全切操作更易于掌握。在监视系统监视下进行肿瘤切除，患者鼻腔损伤小、外表无任何切口，术中直接显露蝶鞍与垂体腺瘤，清楚显露正常组织与肿瘤。

笔记：

22. 垂体瘤都有哪些治疗方法？

治疗的目的是在不导致垂体功能不足和不损伤周围正常结构的前提下，去除和破坏肿瘤，控制内分泌功能，恢复垂体失去的功能。

内分泌功能活跃的垂体瘤的治疗，可先进行显微外科手术切除肿瘤。术后行常规的放射治疗，1.8Gy/次，总剂量 DT45～50Gy，每周 5 次。术后放疗适应证有：持续的分泌功能过度的垂体瘤；手术切除不完全；复发再次手术的病例。如果患者不能耐受手术或患者拒绝接受手术，可以对患者进行单纯的放疗治疗。

内分泌功能不活跃的垂体瘤，手术治疗仍然是首选的治疗方式，可以减轻肿瘤的占位效应。

对于泌乳素肿瘤患者，可以服用溴隐亭治疗，能够有效降低泌乳素水平，缩小瘤体，需要长期服用。

无论是经颅入路或是经鼻蝶入路进行垂体瘤切除术，其残留率均较高，尤其是巨大型无功能腺瘤，术后残留率高达 50%。伴随着手术和药物治疗的进步，放射治疗技术也不断发展。垂体瘤手术后，一般都主张给予常规放射治疗，以控制或延缓肿瘤复发。放射治疗可阻止肿瘤进一步生长并最终致分泌增多的激素水平下降，其类型较多，包括常规 X 线放疗、直线加速器 X 刀、γ 刀以及放射源钇［^{90}Y］或金［^{198}Au］作垂体内照射等。目前已广泛应用等剂量 γ 刀和直线

笔记：

加速器 X 刀切除单个直径大于 1.5cm 的圆形垂体肿瘤，部分拒绝或不适于经蝶窦手术患者，首选 γ 刀治疗也取得等同手术治疗的效果。放射治疗并发症除垂体功能减退外，其余并不多见，包括视交叉和（或）视神经及其他脑神经损害的表现（失明或眼肌麻痹）、大脑缺血、癫痫发作以及垂体或脑部恶变。垂体功能减退的症状在放疗后很长一段时间内仍可发生，因此应监测放疗后患者的垂体内分泌功能状态，并及时给予相应激素替代治疗。

23. 什么是垂体危象?

垂体危象是指在原有垂体前叶功能减退的基础上，因垂体前叶部分会多种激素分泌不足，在遭遇应激后，或因严重功能减退自发地发生的休克、昏迷和代谢紊乱危急征象，又称"垂体前叶功能减退危象"，若得不到及时诊救，常常快速危及生命。

垂体及下丘脑肿瘤是发生垂体危象最常见的原发病因，包括鞍区肿瘤、垂体腺瘤、颅咽管瘤及各种转移瘤等。涵盖有分泌或无分泌功能垂体肿瘤。另外，颅脑创伤、鞍区或垂体手术、放疗等，均可影响下丘脑和垂体功能。诱发因素有感染、呕吐、腹泻、脱水、寒冷、饥饿、应用镇静、安眠药或麻醉剂、胰岛素或口服降糖药物、腺垂体功能减退者的药物治疗不合理或突然停药等。由于应激时诱发的垂体危象是建立在原有垂体基础

笔记：

疾病上的，导致这种垂体内分泌异常主要涉及循环中肾上腺皮质和甲状腺激素缺乏，对外界环境变化的适应能力及抵抗能力明显下降，在应激状态下，激素需要量增加时出现更加明显的不足，结果出现急性应激功能衰竭而导致危象的发生。

危象的类型有以下几种：

（1）低血糖昏迷：最多见，多于进食过少、饥饿或空腹时或注射胰岛素后发病，表现为心悸、出汗、头晕、意识障碍，有时可精神失常、抽搐或癫痫样发作，最后昏迷。

（2）感染诱发昏迷：表现为高热、感染后神志不清，昏迷和血压过低。

（3）中枢神经抑制药诱发昏迷：对镇静剂、麻醉剂甚为敏感，一般剂量即可使患者陷入长时期的昏睡乃至昏迷。

（4）低温昏迷：多于冬季寒冷与患者保暖不善时诱发，特征为体温过低及昏迷。

（5）失钠性昏迷：多因手术或胃肠道功能紊乱引起失钠脱水，导致外周循环衰竭。

（6）水中毒昏迷：皮质激素缺乏，对水代谢的调节能力减退，当过多输液与饮水后，易发生水中毒性昏迷，表现为恶心、呕吐、虚脱，精神错乱、抽搐与昏迷。低血钠及血细胞比容降低。

（7）垂体切除术后昏迷：垂体危象患者术后神志不

笔记：

清，呈嗜睡、昏迷状态，可持续数日至数周，脉率偏低，体温可低可高或正常，血钠、血糖正常或偏低。

（8）垂体卒中昏迷：起病急骤，头痛、眩晕、呕吐、视力下降、失明、甚至休克、昏迷。

垂体危象的临床表现有：

（1）垂体前叶功能减退征象：原发病因可导致腺垂体一种或几种激素分泌功能低下和缺乏，并引起相应靶器官功能减退的临床表现，如面色苍白、怕冷、低体温、消瘦乏力；性器官萎缩、腋毛阴毛脱落、性欲减退和闭经，以及低血糖、电解质紊乱等代谢异常。促性腺激素、生长激素、泌乳素缺乏为最早表现，促甲状腺激素缺乏次之，ACTH缺乏症状一般较后出现。

（2）一些患者表现极度乏力、精神萎靡，淡漠、嗜睡、缄默懒言。收缩压偏低，脉压变小。厌食、恶心、频繁呕吐等，持续的时间可长短不一。

24. 什么是垂体卒中？

指垂体内突然出现出血、缺血。坏死、梗塞，并引起突发性鞍旁压迫和颅内高压症或脑膜刺激为特征的急性综合征。

发病原因：

（1）垂体肿瘤继发出血：垂体肿瘤易出血，与垂体腺瘤生长迅速，超过了肿瘤血供能力，瘤体组织出现缺血性坏死和继发性出血；或垂体腺瘤生长压迫垂体上动

笔记：

脉，导致前叶和肿瘤的缺血、坏死和出血；或瘤体内丰富血管破裂出血，易引起局部血液循环和血供障碍；

（2）血管出血与梗塞；

（3）生理与病理性腺垂体增大继发出血：多因激素分泌增加和炎症导致垂体体积增大，肿大的垂体可因多种原因而诱发卒中的产生。

（4）诱发因素：外伤、放疗、炎症、药物（溴隐亭、氯丙嗪、抗凝剂等），其中药物诱发垂体卒中的机制尚不清楚。一些可致颅内压和血管内压力瞬间升高的事件、行为或治疗（咳嗽、打喷嚏、情绪波动、潜水、血管造影、正压通气等）均可引起短暂的垂体血流不足或高压从而诱发垂体卒中的可能。某些垂体功能实验（TRH 实验、GnRH 实验等）易引起垂体卒中，可能与实验过程中出现的血压升高有关。

垂体卒中的临床表现：

（1）突然发生的颅内压升高症状或脑膜刺激症，近 80% 的患者有头痛或恶心、呕吐；

（2）蝶鞍邻近组织受压症状和体征，其表现形式受垂体病变的延伸或压迫范围而定，如向前上方压迫视交叉或视神经束、间脑或中脑，导致视力急剧减退及不同视野缺损，也可损伤嗅神经，甚至出现生命体征改变；向上丘脑受压则导致体温调节异常而出现发热、呼吸节律紊乱、意识障碍、尿崩症、高血压，甚至恶性心律失常；向蝶鞍侧面进入海绵窦，损伤大脑中动脉或局部颅神经。

笔记：

第二篇　就　诊　篇

1. 应该去哪个科就诊？

当您出现面部改变、手足关节变大，满月脸、水牛背，头痛，视力、视野障碍，闭经、泌乳，性功能减低等表现后，建议到正规医院内分泌科或神经外科就诊。医生会根据临床表现为您安排抽血检查，检查各项内分泌指标的情况；医生还会安排 CT 或 MRI 等影像学检查，以便确定是否有垂体的占位病变，以及病变大小、位置、对周围组织的影响等。一旦确诊为明确的垂体占位病变，不存在手术禁忌，除泌乳素型腺瘤外手术治疗是首选。那么，需要就诊于神经外科行手术治疗。若未出现明确的占位病变则继续就诊于内分泌科。若为库欣综合征患者，需要先确诊是否为垂体源性，若是最好选择手术治疗，若不是需要内分泌科继续检查治疗。无症状的垂体无功能腺瘤若占位病变较小，则神经外科动态随诊。

2. 全国有这么多医院，应该选择什么样的医院就诊呢？

手术的成功依靠术者经验的积累，有丰富经验的术者对疾病有更高的治愈率，也就意味着肿瘤切除的相对更加干净。除此之外，国内外都有临床研究证实，有经验的术者，手术并发症的发病率更低。垂体腺瘤的治疗是一个多科室协作的综合治疗过程。垂体腺瘤不仅需要神经外科手术治疗，还需要内分泌科进行激素调节，此外，还需要妇科进行协助治疗。所以建议患者选择综合实力强、经验丰富的综合性三级甲等医院。

北京协和医院神经外科经验丰富，除周末外每天都有数台垂体瘤手术进行，目前已累计完成垂体瘤手术近万例，治疗效果达到国际先进、国内领先水平，所有副教授以上的医生均能独立完成经单鼻蝶窦入路鞍区病变切除术。但是由于科室病床和病房限制，协和医院目前主要收治地方医院转诊来的疑难病例。基于多科协作的优势及良好的诊治效果，北京协和医院早在 2002 年便成立了"垂体瘤神经外科治疗中心"，综合实力全国领先。考虑到垂体腺瘤多系统受累，需要多科综合治疗，北京协和医院又建立了垂体疾病的疑难病例会诊中心，由内分泌科、神经外科、眼科、放疗科、肿瘤化疗科、妇产科、病理科等多科专家共同讨论疑难病例，避免了患者不同科室间反复就诊的不便，更重要的是为疑难患者制定了一个全面、系统的诊疗方案，协调手术与术后治疗和随访等。

3. 北京协和医院如何挂号？（挂号及医生介绍）

首先就神经外科医生介绍及门诊出诊时间表做一个介绍，见表 1、表 2：

北京协和医院现已提供手机 APP、114 电话或者 114 微信公众号、新门诊楼自助机及挂号窗口挂号、医院官

笔记：

网、北京市统一预约挂号平台、银行（北京市内工行、中行、建行、交行网店或工行、交行网银预约）等多种预约挂号途径，可预约未来 7 天号源。2016 年 7 月 13 日起，预约挂号放号时间调整至下午 16：00，具体如下（图 16）：

挂号途径	预约挂号（放第7天号源）7月13日已开始	
	修改前	修改后
手机APP	9:00	16:00
银行	9:00	16:00
院内自助机	9:30	17:00
挂号途径	当日剩余号	6月28日已开始
	修改前	修改后
手机APP	就诊前一天20:00	就诊前一天16:00
院内自助机	就诊前一天22:00	就诊前一天17:00

图 16　北京协和医院挂号调整后时间表

也就是说，通过手机 APP、银行自助机和网银 3 种方式，将比院内自助机提前 1 小时"抢号"，让患者"足不出户"即可挂上协和专家号。

此外，替代原有窗口挂号方式，医院也提供院内自助机挂号途径，新增 23 台全功能一体机，培训多名导医提供现场服务，帮助老年及外地患者挂号。

（1）北京协和医院手机 APP 挂号（推荐）步骤如下：

1）在手机应用商店中搜索"北京协和医院"，下载并安装手机 APP（Application），Android 和 iOS 系统均

笔记：

可下载，以 iOS 系统为例如下（图 17、图 18）。

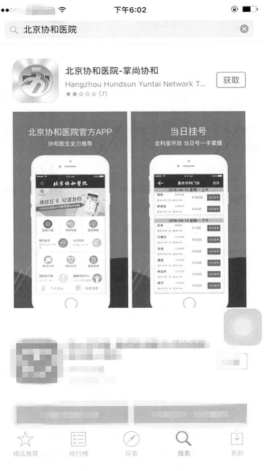

图 17　手机 APP 下载

笔记：

预约挂号放号时间
改为 16:00
7月13日开始实行

医院介绍　专科专病　医院导航

预约挂号
预约未来7天号源

当日挂号
快速挂当日号

症状分诊　排队叫号　查报告单

国际医疗部
挂号及介绍

健康体检中心
让自己更加健康

个人中心　动态消息

图18　APP 首页

笔记:

2）在 APP 上完成注册后预约挂号。初次就诊的患者需要用身份证或者手机号完成注册，如实填写个人资料并且绑定一张银联的银行卡。目前，北京、天津、河北、内蒙古、黑龙江、山东、山西、河南、辽宁、吉林、安徽、四川、江苏、湖北、陕西等 15 个省市的患者可直接通过手机 APP 在线建档，预约挂号。其余省份患者仍需先持本人有效证件（身份证）在协和医院住院处办理就诊卡，然后才能进行 APP 本人就诊信息的确认或者已经注册账号的个人账号为添加他人就诊信息确认。非首次就诊的患者可以直接登录 APP 完成挂号。

3）进入 APP 首页进行预约挂号或者当日挂号，进入预约挂号后选择预约日期并输入科室、医生搜索，详细操作见 APP。根据需求选择东单院区普通门诊和特需门诊（请患者依据挂号条上的信息到指定的楼层科室就诊）或者西院区门诊（北楼二层）。

（2）拨打 114/116 电话预约：见下（图 19）。

笔记：

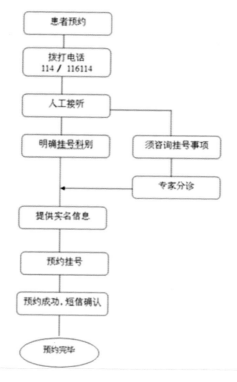

图 19　电话预约挂号

笔记：

（3）院内新增 23 台全功能一体机，如（图 20），可实现自助建卡、当日挂号、预约挂号、医保卡关联、114 取号、银行卡预约、打印检验报告单、补打挂号单、自助查询等功能。为确保医疗质量，挂号实行定额管理。

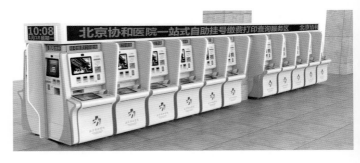

图 20　自助挂号机

（4）门诊一层大厅"挂号窗口"可挂当日特需、专家及普通门诊号源，详情咨询门诊窗口服务台。

（5）"114"挂号微信公众号（推荐），具体见（图 21、图 22）。

笔记：

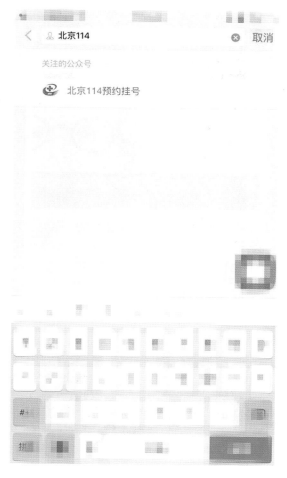

图 21　"114"挂号微信公众号

笔记：

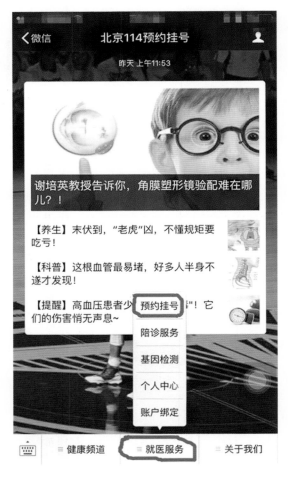

图 22　"114"挂号微信公众号界面

（6）医院官网：www. pumch. cn，见（图 23）。

笔记：

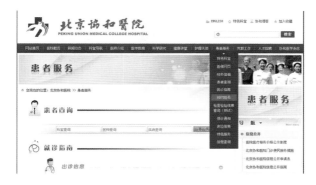

图 23　医院官网界面

（7）登录 http：//www. bjguahao. gov. cn 网上预约，见（图24）。

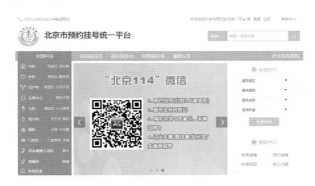

图 24　北京市预约挂号统一平台界面

4. 需要做哪些检查？这些检查有什么意义？

垂体腺瘤的诊断及辅助诊断主要根据不同类型垂体

笔记：

腺瘤的临床表现即临床症状和体征、内分泌检查和放射学检查（CT或者MRI）三大方面而确定。所以，您需要完善这三方面的检查。内分泌检查是为了了解有无激素异常分泌及存在哪些激素的异常分泌。放射学检查能辅助医生判断肿瘤的大小、形态、位置等，以便确定手术方式，评估手术风险。您如果确定要进行手术治疗，则在手术前还需要查血常规、激素全套、凝血、尿常规、便常规等。

5. 需要进行哪些内分泌学检查？

由于脑垂体是人体最重要的内分泌腺，是利用激素调节身体健康平衡的总开关，控制多种对代谢、生长、发育和生殖等有重要作用激素的分泌。所以，临床医生会根据患者具体情况开出内分泌检查。这些检查主要包括：①垂体各激素水平（垂体激素全套）：泌乳素（PRL）、生长激素（GH）基础值、促肾上腺皮质激素（ACTH）、促甲状腺激素（TSH）、促性腺激素（GTH）。②根据不同类型垂体腺瘤分别做：生长激素葡萄糖耐量抑制试验（生长激素型）、大小地塞米松抑制试验及留取24小时尿游离皮质醇（促肾上腺皮质激素型）、溴隐亭抑制试验（泌乳素型）等。

6. 需要做哪些放射学检查？

通常情况下，您需要完成最基本的蝶鞍区CT扫描和磁共振影响（MRI）薄层扫描两个检查。图25 CT检查是目前诊断垂体腺瘤的主要方法之一。它可以显示肿瘤的大

笔记：

小、形态、密度和发展方向，但难以发现直径＜5mm 的
微腺瘤。所以，现在普遍使用在蝶鞍区的高分辨 CT 平
扫、增强、薄层（1.5mm）断面扫描。通过 CT 检查采用
冠状位、轴位及矢状位重建，可以提高垂体微腺瘤的发现
率。磁共振能显示正常垂体及垂体腺瘤，较 CT 成像清
晰，并且能发现较小肿瘤。MRI（1.5T）增强薄层扫描，
对直径为 3～5mm 微腺瘤发现率为 50%～60%。在静脉注
入泛影葡胺（Gd-DTPA）后进行动态增强扫描，此时正
常垂体组织先增强显影，之后肿瘤增强，有利于微腺瘤的
诊断。但该检查对鞍底骨质改变、颅内出血等情况，不如
CT 显示清楚。所以，两项检查各有优点与缺点，需要结
合起来才能更利于垂体腺瘤的精确诊断与评估。

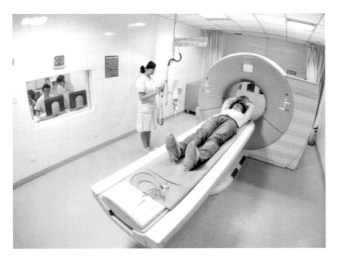

图 25　CT 检查

笔记：

7. 还需要进行哪些术前检查？

对于确诊为垂体腺瘤的患者为行手术还需行多项术前检查，主要包括：①血液检查：血常规、生化全项、凝血四项、血型、感染指标，目的是为了确保身体的肝脏、肾脏等重要脏器的功能良好，确保无血液病毒感染，确保身体营养状况及凝血功能良好，确定血型以备交叉配血；②尿常规：确保无尿路感染，泌尿系统功能良好；③心电图，生长激素腺瘤患者术前查心脏超声：简单地评估心脏功能，确保能够承受手术风险；④胸片：检查肺脏功能，确保能够承受手术风险等。⑤查视力、视野：检查视神经功能情况；⑥对术前打鼾严重的患者，需行睡眠呼吸监测，以明确是否有通气障碍及低氧情况。

住院后的所有检查都有外勤人员带您过去，所以请您放心，需要家属陪伴的检查我们会提前通知您。由于部分检查是医生提交申请后，电子系统自动安排，有预约单的检查会提前返回病房，我们护士能够提前看到，无预约单的检查是没有办法提前知道安排在哪天进行的，所以，希望您在住院期间不要私自离开病房以备随时进行检查。由于住院患者检查人数较多，可能会有很多人都安排在同一个时间段，所以存在需要等待的情况，所以请您配合耐心等待，不要随意走动，以免走失。为了尽早安排您的手术，医生为您提交检查申请

笔记：

后，可能会遇到几种预约检查在一个时间段内的情况，我们会为您优先安排相对重要或人少的检查项目，也请您做完一项检查后及时返回病房，以免耽误其他检查。

8. 需要告诉医生哪些事情？

为了确保您的手术顺利完成，确保您整个治疗期间的生命安全，希望医生在向您采集病史资料时您不要有所保留。需要重点告诉医生的主要包括：①是否有高血压、糖尿病、心脏病等既往疾病，目前正在服用哪些降压、降糖、降脂等药物。②是否有凝血机制障碍或其他凝血相关的严重疾病。③否有鼻部感染、蝶窦炎、鼻中隔手术者。④是否正在服用抗凝药物，服用哪些抗凝药物，何时开始服用，服用原因以及是否停药。

9. 什么叫做葡萄糖抑制生长激素试验？为什么要做这个检查？

凡怀疑垂体生长激素细胞腺瘤时，应测生长激素（GH）基础值和生长激素葡萄糖耐量抑制试验。

（1）原理：下丘脑生长激素（GH）神经元上有调节 GH 分泌的糖受体，葡萄糖负荷后，通过下丘脑糖受体抑制促生长激素释放激素（GHRH）的分泌或兴奋生长抑素（SS）的分泌，可以使垂体 GH 的分泌减少。口服一定量葡萄糖 1 小时后血清中生长激素（GH）浓度降至 $1\mu g$ 以下。肢端肥大症患者，其血清中生长激素

笔记：

（GH）浓度不降低。所以，这项测定是检测肢端肥大症的良好方法。空腹或随机生长激素（GH）水平或一日多次血清生长激素（GH）水平≤4.0μg/L时，可判断GH水平在正常范围。5～10μg/L应怀疑是生长激素腺瘤，应做生长激素葡萄糖抑制试验来明确诊断。生长激素（GH）的作用主要经胰岛素样生长因子（IGF-1）介导，在反映肢端肥大症病情活动性方面，血清IGF-1水平比生长激素（GH）水平更敏感，因此还应同时进行IGF-1水平检测，所以需遵照医嘱同时抽取血清查血生长激素（GH）和（IGF-1）水平。

（2）检查方法：试验过程中，受试者不喝茶及咖啡，不吸烟，不做剧烈运动，但也无须绝对卧床。试验前3天内，每日碳水化合物摄入量不少于150g。在无摄入任何热量8小时后，清晨空腹进行检查。具体步骤为：①将无水葡萄糖粉75g（如用1分子水葡萄糖则为82.5g，儿童则予每公斤体重1.75g，总量不超过75g）溶于250～300ml水内；②护士为患者抽取空腹血；③在5分钟之内将糖水服完；④从服糖第一口开始计时，于服糖后半小时、1小时、2小时、3小时分别在前臂采血测血清胰岛素水平和血糖值。⑤整个试验结束后才可以喝水、进食。

（3）结果的意义：正常人（非糖耐量异常人）口服试验量葡萄糖2小时后，GH低于正常值，3～4小时后回升至正常值。GH腺瘤患者则不出现此抑制现象。

笔记：

GH 高于 10μg/L 基本上考虑为 GH 腺瘤。需要注意的是：禁食 12 小时后，休息状态下生长激素（GH）正常值 2 ~ 4μg/L，此值易受情绪、低血糖、睡眠、体力活动和应激状态等影响，在做此试验时应避免。

10. 什么叫做大小地塞米松抑制试验?

（1）原理：应激刺激时下丘脑释放促肾上腺皮质激素释放激素（CRH），促进腺垂体释放促肾上腺皮质激素（ACTH），ACTH 促进肾上腺皮质释放糖皮质激素。此为下丘脑 – 垂体 – 肾上腺轴的正反馈调节（促进作用），正常情况下肾上腺分泌过量的糖皮质激素通过负反馈调节，从而减少 ACTH 分泌，减少 CRH 分泌（抑制作用）。所以，通过检查糖皮质激素过量抑制作用，可以协助诊断库欣综合征的类型。糖皮质激素：是由肾上腺皮质中束状带分泌的一类甾体激素，主要为皮质醇，具有调节糖、脂肪、和蛋白质的生物合成和代谢的作用，还具有抑制免疫应答、抗炎、抗毒、抗休克作用。

（2）检查方法：遵医嘱口服一定量的糖皮质激素类药物，测定尿中游离皮质醇水平，查看是否存在抑制作用。所谓大小剂量区别在于口服地塞米松的剂量不同。小剂量地塞米松试验为地塞米松 0.5mg/6h（一天 4 次）服用 2 天；大剂量地塞米松试验为地塞米松 2.0mg/6h（一天 4 次）服用 2 天；于服药前一天留 24h 尿用作对照用，服药第二天再留 24h 尿，检测尿游离皮质醇水平。

笔记：

（3）结果的意义：①垂体源性库欣病：大多数患者血浆 ACTH 中度增高或正常，血浆皮质醇增高，且昼夜节律消失，24h 尿游离皮质醇（UFC/24h）升高，小剂量地塞米松抑制试验不能抑制，大剂量地塞米松抑制试验能抑制（皮质醇比照值降低 50% 以上）。②肾上腺源性（肾上腺腺瘤或肾上腺癌）：血浆 ACTH 不高，而皮质醇明显增高，昼夜节律消失，大、小剂量地塞米松抑制试验均不能抑制者。③异位源性库欣综合征：血浆 ACTH 明显增加，昼夜节律消失，大、小剂量地塞米松抑制试验均不能抑制者。

11. 什么叫 24 小时尿游离皮质醇（UFC）？是做什么用的？

（1）原理：尿游离皮质醇是由血液中游离皮质醇经肾小球滤过而来，因此基量与血浆中真正具有生物活性的游离皮质醇成正比。测定尿游离皮质醇可以有效、正确地反映肾上腺皮质的功能状态。因为 ACTH 垂体腺瘤中绝大多数为微腺瘤（约 80%）。增强 CT 蝶鞍区薄层扫描，微腺瘤发现率仅 30%。用 1.5T 的 MRI 增强薄层扫描，微腺瘤的发现率为 50% ~ 60%。故 CT 或 MRI 检查阴性，并不能排除垂体微腺瘤的存在，必须进行内分泌学检查。

（2）检查方法：通常采用"去头留尾"的方法留取 24 小时尿液。第一天早上起床后第一次排干净尿并

笔记：

丢弃，同时记录时间，准备好敞口的干净容器（如尿桶、痰盂等），待第二次需要排尿时，即将尿液排入准备好的容器内（如气温高于 30 摄氏度，需要同时放入防腐剂并与尿液混匀，防止尿液腐败变质）。就诊患者由护士发放防腐剂。以后每次解尿都排入这个容器内，直至第二天早上到达前一日第一次排尿的时间，无论有多少尿液都排到容器内，所收集到的尿液就是 24 小时尿。我们的护士会在第二天规定的时间内将尿液收走送实验室检查。举例：5 月 9 日早上 6：00 起床，排干净尿丢弃，以后每次尿均留到尿桶内（第一次排尿入尿桶就加入防腐剂混匀），直到 5 月 10 日早上 6：00，最后一次尿解入桶内，所收集到的尿液就是 24 小时尿。

（3）结果的意义：促肾上腺皮质激素（ACTH）腺瘤患者 ACTH 值很不稳定（正常人上午 8 ~ 10 时平均值为 22pg/mL，晚 10 ~ 11 时为 9.6pg/mL）。临床常测量血浆皮质醇（正常值为 20 ~ 30μg/dL）、尿游离皮质醇（UFC）（正常值为 20 ~ 80μg/24h），> 100μg 有诊断意义。您需注意的是：如果气温超过 30 摄氏度，尿液收集过程需要防腐则应加入防腐剂。防腐剂是危险化学品，容易挥发，建议使用带盖子的尿桶留取尿液标本。防腐剂由病房护士发放。如果女患者遇到月经期，要推迟时间，至月经完全干净后再留取尿液。一般月经期和月经来潮前 1 天，月经干净后 2 天，尿液均容易受到污染导致结果不可信，要避免这个时期留取尿液。24 小时尿总

笔记：

量的多少对结果有一定影响，不用刻意多饮水或少饮水，尿量保持在 1000 ~ 2000ml/24h 为宜。留取尿液当日，饮食不需特别控制，正常饮食即可，但需要避免暴食高蛋白。如果出现尿量误差，比如漏收集一次尿液，需要本人大致估计漏收集的那次尿液大致多少毫升，待结果出来时由医生加以矫正。

12. 什么叫做溴隐亭抑制试验？检查目的是什么？

（1）原理：溴隐亭（BCT）是拟多巴胺药，能作用于泌乳素（PRL）细胞的多巴胺受体，抑制泌乳素（PRL）的分泌。垂体泌乳素腺瘤目前国际上通行的治疗方法是首选药物治疗，但是溴隐亭只对部分泌乳素瘤患者敏感。所以，在药物治疗前通常需要实施溴隐亭敏感试验来证实该患者是否适合应用溴隐亭口服治疗。

（2）检查方法：在系统应用溴隐亭之前，给予待测患者溴隐亭一次口服剂量（2.5mg），检测用药后 2、4、6、8 小时血 PRL 值，与未服药时该患者 PRL 值比较。

（3）结果的意义：正常人抑制率 >50%，峰值在 60 ~ 120 分钟出现，并持续 4 小时或以上。单纯性和功能性泌乳多为正常抑制反应，PRL 瘤、垂体前叶功能减退多为阴性抑制反应。如服用溴隐亭后，各时段的 PRL 值均不下降，则该患者不适合溴隐亭口服治疗，可其他治疗方式；如果患者在服药后的各个时间点上的某一点 PRL 能降至空白对照的 50% 以下，则认为患者对药物是敏感的，适

笔记：

合应用溴隐亭治疗。通过溴隐亭敏感实验可筛选出适合口服药物治疗的泌乳素瘤患者，并在后续的观察和治疗过程中根据 PRL 值的变化制定具体的治疗方案。注意事项：注意正常的饮食，注意正常的作息，防止内分泌紊乱。

13. 不想做手术，口服药物治疗效果好吗？

垂体瘤的治疗主要包括手术、药物及放射治疗三种，各种治疗方法各有利弊，医生会根据患者垂体瘤的大小、激素分泌的情况、并发症及共患疾病的情况、患者的年龄、是否有生育要求以及患者的经济情况和患者及家属商讨从而制定个体化的治疗方案。

14. 口服溴隐亭有哪些注意事项？（图 26）

垂体泌乳素瘤可分泌大量泌乳素，作用于下丘脑－垂体－性腺轴导致闭经、溢乳、不孕等症状，溴隐亭（通用名：甲磺酸溴隐亭片）可直接作用于下丘脑－垂体，抑制肿瘤生长从而缩小或消失，血泌乳素水平快速降低，从而达到治疗的作用。治疗的最初几天，有些患者可能出现恶心，极少数患者可能出现眩晕、疲乏、呕吐或腹泻，但不至于严重到需要停药。溴隐亭还可引起直立性低血压，顾名思义，就是由躺着突然坐起来或者蹲着的时候突然站起来后出现的低血压。个别人会出现虚脱，因此，患者特别是在治疗最初几天应监测血压。对溴隐亭过敏者、心脏病、周围血管病及妊娠妇女禁

笔记：

用。溴隐亭的不良反应还有鼻塞、便秘、嗜睡、头痛，少数病人偶有精神紊乱、精神运动性兴奋、幻觉、运动障碍、口干、下肢痉挛、肌肉疼痛、皮肤过敏反应及脱发。这些副作用大多与剂量有关，通常降低剂量即可控制。溴隐亭与大环内酯类抗生素（如：红霉素、克拉霉素、醋竹桃霉素、螺旋霉素、交沙霉素），唑类抗真菌药（如：酮康唑、伊曲康唑）或细胞色素 P450 酶抑制剂（如：西咪替丁）合用，可因提高溴隐亭的血药浓度，而导致增加不良反应发生的危险性。对于麦角碱过敏者，控制不满意的高血压、妊娠期高血压，冠心病及其他严重的心血管疾病及有严重精神障碍的症状和/或病史的病人。有脑血管意外，动脉阻塞性疾病患者禁忌服用。

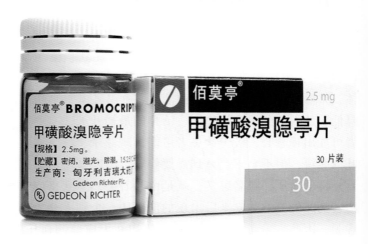

图 26　口服溴隐亭片药品

笔记：

15. 医生说可以通过肌内注射善龙治疗，善龙起到什么作用？

注射用醋酸奥曲肽微球（善龙）是临床治疗肢端肥大症的首选药物（图 27）。有研究表明，善龙具有抑制生长激素、胰高血糖素和胰岛素释放作用，可确保 28 天持续释放奥曲肽维持血药浓度。术前接受善龙治疗 3 个月可显著改善术后缓解率。不适合外科手术、放疗或治疗无效的患者，或在放疗充分发挥疗效前，处于潜在反应阶段的患者也可以使用善龙治疗。

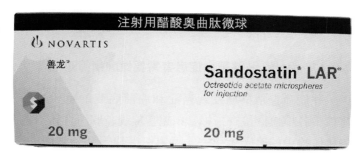

图 27　善龙药品

16. 善龙治疗期间应该注意什么？

肌内注射善龙最常见的不良反应为局部反应和胃肠道症状。局部反应：注射部位可能出现局部疼痛、罕见的水肿和皮疹，此种不良反应会比较短暂和轻微，有报道个别罕见病例使用本品治疗后出现暂时的脱发以及过

笔记：

敏反应。胃肠道反应包括食欲减退、恶心、呕吐、腹部痉挛、腹胀、胀气、稀便、腹泻和脂肪泻，出现此种现象无需特殊处理，一般 2～3 天可自行恢复，若出现持续腹泻需要及时就诊。长期使用本品可能会造成胆囊结石形成，治疗期间发生的胆囊结石通常是无症状的，因此要定时行胆囊超声检查。由于分泌生长激素的垂体瘤有增大的可能，从而导致严重的并发症（如视野受限），一旦发现有肿瘤增大的证据，建议改用其他的治疗方法。对本品过敏者禁用，孕妇、哺乳期妇女和儿童禁用。肾、胰腺功能异常和胆石症患者慎用。对胰岛素瘤患者，可能加重低血糖程度，并延长其时间，应注意观察。

17. 为什么肢端肥大症患者需要做肿瘤筛查？

肿瘤筛查是早期发现癌症和癌前病变的重要途径。体检中各项血液检查指标，B 超、X 线、肛门直肠指检，妇科体检中的巴氏涂片、乳腺钼钯摄片等都是常用的筛查肿瘤的方法。

垂体前叶分泌生长激素（GH）受下丘脑产生的 GHRH（生长激素释放激素）和下丘脑、胰腺等组织产生的生长抑素控制。GH 进入循环后可刺激肝脏合成胰岛素样生长因子（IGF，生长介素），引起肢端肥大、骨关节增生、心肌肥厚、内脏肥大增生、胰岛素抵抗、结肠息肉和肿瘤发生，如结肠和直肠、乳腺和前列腺肿瘤

笔记：

等。所以肢端肥大症患者需要做肿瘤筛查。

18. 为什么肢端肥大症患者容易合并糖耐量低减和糖尿病？

主要与生长激素分泌增多及其作用有关，与垂体腺瘤占位病变蝶鞍扩大受侵蚀、邻近组织受压与颅压增高有关，也与脏器增生肥大及其功能变异有关。疾病早期可有内分泌腺功能亢进表现，晚期则可发生内分泌功能减退表现。由于生长激素拮抗胰岛素使组织对胰岛素敏感性下降导致糖代谢紊乱，所以肢端肥大患者中约有一半患者有继发性糖尿病或糖耐量低减。

正常情况下生长激素能使血糖升高，但这种作用很快被胰岛素分泌而拮抗，血糖不会高于正常。得了垂体生长激素瘤，生长激素过度分泌，肝脏产生葡萄糖增加，外周组织利用葡萄糖减少，并拮抗胰岛素对血糖的作用，血糖就增高。轻者表现为糖耐量减低，做糖耐量试验时可发现。重者出现多饮、多尿、多食及尿糖阳性等糖尿病典型表现。不过这种糖尿病与普通的糖尿病不一样，属继发性糖尿病，是生长激素过多引起的，生长激素一降低，糖尿病也就随之消失。因此，糖尿病的严重程度可反映肢端肥大症的轻重。肢端肥大症发病初期患者可在相当长时间内感觉乏力、容易疲劳，之后面容逐渐变丑，手脚长大，皮肤粗糙，有皱褶，尤其在额部，唇厚突出，舌大，体毛增粗，皮肤色泽变深。一些患者随病情发展

笔记：

影响骨骼系统可以表现为牙齿疏松、桶状胸、驼背等。因此，如果糖尿病患者出现这些情况就要加强血糖的监测，控制血糖，同时进行针对性地治疗。

19. 为什么肢端肥大症患者需要做睡眠呼吸监测？

肢端肥大症患者气道黏膜增生充血、舌体肥大、下颌骨突出、声带肥大，在睡眠时引起口咽部软组织塌陷及上呼吸道阻塞，主要可引起打鼾、睡眠呼吸暂停低通气综合征（OSAHS）及睡眠低氧（SH）等。该病主要表现为夜间睡眠过程中打鼾，呼吸及睡眠节律紊乱，反复出现呼吸暂停及觉醒，或患者自觉憋气，晨起头痛，白天嗜睡明显，记忆力下降，严重者可出现心理、智力、行为异常；人群中 OSAHS 及 SH 的发生率约为 2%~4%，肢端肥大症患者该病发病率远高于正常人群，约为 19%~87.5%；约一半该类患者在手术麻醉时出现困难气道，插管困难，进而增加了患者的手术风险。研究表明，高龄及肥胖是肢端肥大症患者发生呼吸系统并发症的独立危险因素。睡眠呼吸监测系统是诊断睡眠呼吸暂停综合征的最准确的仪器。它基于当前最新睡眠理论，和稳定、准确、高效、方便的设计原则，从使用者的角度出发，对多个细节作了精心设计。通过以波形特征分析为基础，结合模式识别与人工神经网络理论，采用自学习与多层前馈网络算法，多路信号关联分析等技术，大大提高了睡眠分析、呼吸分析、心电分析的准确性。

笔记：

它可以记录患者睡眠状态下的许多生理信号，如：脑电图、肌电图、眼电图、口鼻气流、胸腹运动、血氧饱和度、心电图、体位等，分析这些记录指标可以明确诊断患者是否患有睡眠呼吸暂停综合征及其病情严重程度，初步估计适合应用何种方法治疗。患者术前应常规行睡眠呼吸监测，更早发现呼吸睡眠障碍情况，指导患者保持健康体重；行上气道影像学检查协助评估气道情况，并及时经鼻手术治疗是降低患者围手术期风险及远期死亡率，延长患者健康寿命，提高患者生活质量的有效方法（图28、图29、图30）。

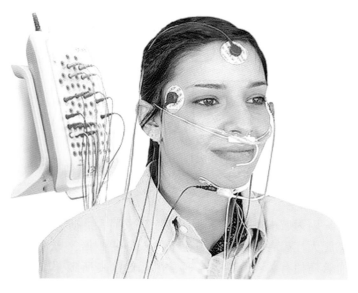

图28　睡眠监测

笔记：

睡眠打鼾、呼吸暂停 危害人体健康示意图

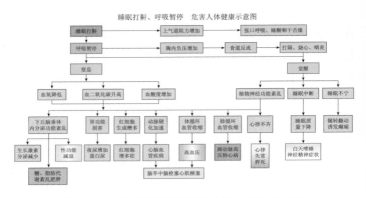

图 29 睡眠呼吸暂停通气综合征对人体的危害

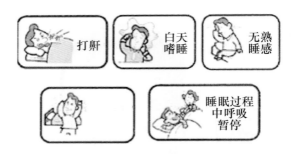

图 30 睡眠呼吸暂停综合征的主要症状

20. 为什么要关注肢端肥大性心脏病？

因为肢端肥大症会对心血管造成损害。研究表明肢端肥大症患者的死亡率约为正常人群的 2 倍，男性与心血管病损有关；女性患者通常由恶性病变所致，晚期病人多系呼吸道继发感染致死。肢端肥大症的晚期可并发

笔记：

垂体功能减退、代谢紊乱、糖尿病、高血压、心律失常、心力衰竭或继发感染等并发症。

生长激素（GH）过多的分泌作用于全身各组织和器官，通过信号传递系统，刺激细胞的蛋白质合成和增殖。在内脏各器官病变中，骨骼系统病变最为明显。对心脏的作用随着病程的进展分为两个阶段。①形成期：在这一阶段的主要表现是心肌细胞增殖，心脏体积增大，心室壁增厚，整个心脏表现为对称性肥厚，而心腔狭小，舒张功能减退。②衰退期：随着病程进展到衰退期，心力衰竭则为主要表现，此时心肌收缩力减弱，心排血量减少。

肢端肥大症早期，心脏收缩力增强，心输出量增加，外周血管阻力下降，呈现高动力状态，其时心脏无明显形态学改变。随病程进展，心肌肥厚、间质增生、心室舒张功能减退、心输出量下降、周围组织灌注减少，临床可出现劳累性呼吸困难。更严重者，心室舒张功能减退，心输出量显著减少，组织学检查示心肌广泛纤维化，部分心肌坏死，伴淋巴及单核细胞浸润。所以要关注肢端肥大性心脏病，其主要表现为：

（1）充血性心力衰竭：约占 20% 肢端肥大症患者出现充血性心力衰竭，有心悸、气促、下肢水肿，心浊音界增大，心尖区及肺动脉瓣区可闻收缩期杂音，肺部检查获湿性啰音，系心脏肥厚及间质纤维化引起收缩及

笔记：

舒张功能障碍所致，尤以后者为著。

（2）心律失常：心悸、胸闷、头晕，严重者可有晕厥。高达50%肢端肥大症患者可检出异常心电图，系与窦房结及房室结炎症及变性有关。另ST段压低也较多见，伴或不伴T波异常。左心室肥厚，室内传导异常，尤其是束支传导阻滞及室上性或室性异位心律，发生率随病程延长而增多。一组对照研究显示，肢端肥大症组检获复杂性室性心律失常占48%，而对照正常组仅为12%。

（3）高血压：多见年长患者，发病率为25% ~ 50%，若采用24h血压检测记录者，则检出率更高。病情与病程长久有关，多为轻度升高，且无并发症。

21. 肢端肥大症患者都可能出现哪些合并症?

（1）局部：由于视神经受腺瘤压迫引起血液循环障碍，故可并发视神经萎缩，视力下降，视野缺损，如双颞侧偏盲等；头痛、脑神经病变、脑积水和颞叶癫痫。

（2）全身：

心血管系统：心肌缺血、心肌病、充血性心力衰竭、心律不齐、高血压。

呼吸系统：驼背和桶状胸、睡眠窒息。

中枢神经系统：卒中。

代谢：糖尿病、糖耐量减低（胰岛素抵抗）、高脂

笔记：

血症（甘油三酯）。

肿瘤：结肠和直肠、乳腺和前列腺肿瘤。

骨骼：退行性骨关节病、钙质沉积、焦磷酸盐性关节病。骨质疏松可并发骨畸形呈后凸，甚或病理性骨折（图31、图32）。

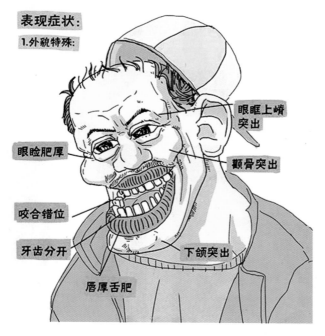

图 31 肢端肥大症表现

笔记：

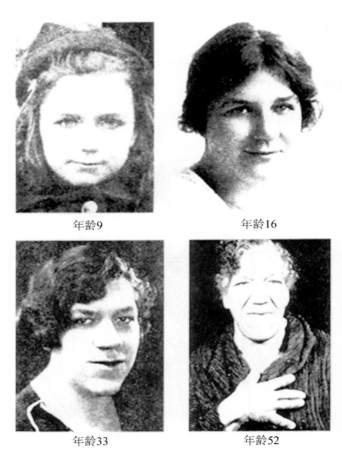

年龄9   年龄16

年龄33   年龄52

图 32   肢端肥大症身体演变

笔记：

22. 肢端肥大症患者麻醉过程中有什么注意事项？

由于肢端肥大患者常合并睡眠呼吸暂停综合征（OSAHS），此类患者围手术期有发生上呼吸道梗阻的潜在危险，麻醉过程中可能会出现气管插管困难且多伴有高血压或心脏病，此类患者为麻醉的高危患者，术前应进行术前评估、术前准备。术前看麻醉科门诊，麻醉科医生会进行体格检查。包括：气道、鼻咽部、颈围、扁桃体大小和舌体大小。需要做电子鼻咽喉镜检查。告诉麻醉医生是否有困难气道麻醉史、高血压、糖尿病、打鼾、呼吸暂停事件、夜间觉醒的频率、晨起头痛和白天嗜睡等。对于低危的 OSAHS 患者，围手术期无需特殊处理。对于高危和确诊的 OSAHS 患者，应该重视并完善术前准备（图 33、图 34）。

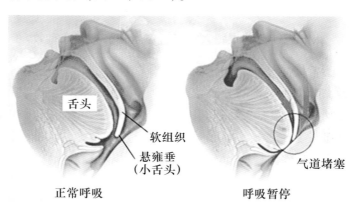

正常呼吸　　　　　呼吸暂停

图 33　气道堵塞示意图

笔记：

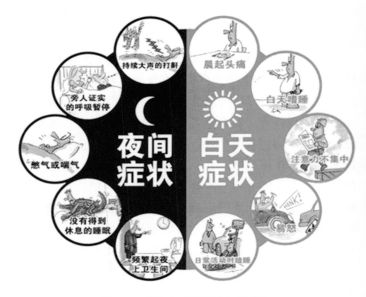

图 34　睡眠呼吸暂停综合征症状

23. 为什么肢端肥大症患者对生长抑素治疗有效？

生长抑素可以抑制生长激素、促甲状腺激素、胰岛素、胰高血糖素的分泌，人类生长抑素（SST）是由下丘脑分泌的 14 个氨基酸组成的环状多肽。天然的 SST 其血浆半衰期不足 3 分钟，合成的 SST 类似物（奥曲肽，奥曲肽长效缓释剂 LAR，兰瑞肽）可以模拟 SST 的生理作用、抑制 GH 过度分泌。故生长抑素能够降低肢端肥大患者生长激素水平发挥作用。

笔记：

24. 垂体生长激素腺瘤的药物治疗都有哪些？

目前能有效治疗 GH 腺瘤的药物为生长抑素类似物，如奥曲肽（善宁和善龙等）和蓝乐肽（LAN 30），药物治疗常作为手术或放疗的辅助性治疗，常用药物有：

①多巴胺能激动药：如溴隐亭、培高利特（硫丙麦角林，pergolide mesilate）、利舒脲（麦角乙胺）和卡麦角林（cabergoline）等。这类药物对多数患者仅能使症状得到一定改善，疗效较差。用药后血生长激素水平下降至 $5\mu g/L$ 者，约占 20%，垂体瘤缩小者仅占 10% ~15%。

②生长抑素及其类似物：如奥曲肽（善得定）$100\mu g$，肌注，2 ~3 次/天；兰瑞肽（索马杜林）30mg，每 2 周肌注 1 次；生长抑素（施他宁）$150\mu g$，每 12 小时 1 次肌注（但不宜长期应用）。治疗过程中应根据血清生长激素的水平调节药物剂量。长期用药价格昂贵并可引起胆囊炎、胆石症。

③对症治疗：对肢端肥大的风湿症可给予非甾体抗炎药对症治疗。

25. 垂体腺瘤是侵袭性的吗？

确定垂体腺瘤是否为侵袭性，首先需要行影像学评估，其次主要看术后病理结果、肿瘤标志物 Ki67 和 P53 的活性，以及术者在术中探查是否侵犯邻近组织，如海绵窦等。目前临床常用 Knosp 分级，通过肿瘤外缘与冠状位上颈内动脉两个截面的关系进行分级，0 至 2 级为

笔记：

非侵袭性，2 至 4 级为侵袭性（图 35、表 36）。

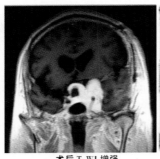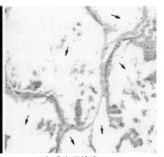

术后 T_1WI 增强
箭头所指为瘤体，显著高信号

术后病理检查（HE）
箭头所指为海绵状血管窦腔

图 35　侵袭海绵窦垂体腺瘤

表 36　侵袭性垂体瘤的 MRI 分级

	鞍上和窦内 ICA	窦内静脉丛	窦外侧壁	鞍膈
0 级	肿瘤位于 ICA 内侧壁切线内	正常	存在	正常
Ⅰ级	肿瘤位于 ICA 中央连线内	内侧消失	存在	隆起
Ⅱ级	肿瘤位于 ICA 外侧壁切线内	内侧和上方或下方消失	存在	受侵
Ⅲ级	肿瘤越过 ICA 外侧壁切线	内侧和上方或下方消失	消失	受侵
Ⅳ级	窦内 ICA 被包裹	内侧、上方和下方消失	消失	受侵

26. 除了垂体腺瘤，还有哪些分别来源于腺垂体和神经垂体的垂体病变？

垂体病共有 4 类，即腺垂体病、垂体瘤、神经垂体

笔记：

病和空泡蝶鞍。来源腺垂体的垂体病变：除了功能型的垂体腺瘤，还有无功能的垂体腺瘤。由于病理细胞来源不明，临床主要表现为：压迫症状和激素分泌异常所导致的症状来源于神经垂体的垂体病变：尿崩症。垂体瘤可来源于腺垂体和神经垂体，是由于垂体细胞如：神经胶质细胞病变导致。此外，来源于腺垂体和神经垂体中间部位病变的：Rathke 囊肿。空泡蝶鞍综合征（emptysellasyndrome）系因鞍隔缺损或垂体萎缩，蛛网膜下腔在脑脊液压力冲击下突入鞍内，致蝶鞍扩大，垂体受压而产生的一系列临床表现。可分两类：发生在鞍内或鞍旁手术或放射治疗后者，为"继发性空泡蝶鞍综合征"；非手术或放射治疗引起而无明显病因可寻者，为"原发性空泡蝶鞍综合征"（图37）。

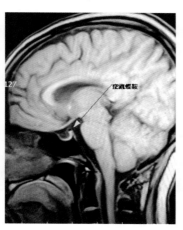

图 37　空泡蝶鞍

笔记：

27. 得了垂体瘤，能不能怀孕？

得了垂体瘤，是可以怀孕的。但是，必须严密监测垂体和各激素水平。由于怀孕可导致泌乳素、雌激素、孕激素等激素水平的升高，升高的激素水平对垂体肿瘤有刺激作用，可能会导致肿瘤的增大。所以较其他患者要增加复查次数，及时发现问题，由医生和患者共同权衡利弊，决定是否用药。

28. 怀孕期间，垂体瘤内出血了，该怎么办？

首先需要进行全身以及垂体影像学的评估，随着麻醉技术的发展，手术麻醉对胎儿的影响逐渐减小。咨询专业医生是选择保守治疗或者选择手术治疗（图38）。

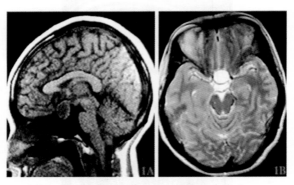

垂体泌乳素腺瘤伴垂体卒中的妊娠病人术前 MRI

1A T_1WI 矢状位　1B T_2WI 轴位

图 38　垂体卒中的妊娠病人术前 MRI

笔记：

第三篇　住　院　篇

第一章　入　　院

1. 办理住院需要预约么？谁负责通知办理入院？（图 39）

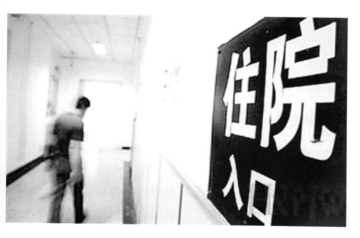

图 39　入院

当您在门诊就诊，医生确认需要住院行进一步治疗后，会将预约住院信息保存在就诊卡中，您只需等待病

笔记：

房医生（所就诊医生或科室总值班医生）电话通知办理住院即可。

2. 通知可以入院了，如何办理入院手续？

当您确认可以按时入院后，医生会在电子系统中将您预约住院信息更改为正式住院，您只需在规定的时间内至外科楼一层住院处办理入院手续即可，届时请携带本人就诊卡、医保卡、身份证、既往影像学检查、化验结果等资料。可能您的居住地离医院较远，匆忙办理入院手续会有一些辛苦，但是由于等待床位办理住院的患者非常多，为了避免资源浪费，所以，请您务必在规定的时间内办理入院，对您造成的不便请您谅解。如若您在办理住院时被告知无住院信息，请不要着急，与通知您入院的医生取得联系，让他为您更改即可。

3. 入院前需要做哪些物品准备？

入院前，需要准备脸盆2个（供洗脸、洗脚用）、毛巾2条、洗漱及淋浴用品、纸巾、筷子或勺子、水杯、防滑拖鞋、少量换洗衣物等。医院会为您提供暖水瓶、被褥及病号服。由于病房空间有限，希望您只带必备物品，并尽可能精简。

4. 进行垂体腺瘤手术费用大概是多少？

每个手术根据个人情况和疾病发展状况的不同所需

笔记：

要的费用也有所差异。一般进行垂体腺瘤的手术大约需要 4 万元左右，建议根据个人情况适当准备足够的费用，以备不时之需。

5. 进入病房后需要完成哪些事情？

办理完入院手续，请您在与医生约定的时间内到达病房，首先找到您的主管医生，询问医生有无特殊安排。若主管医生无特殊安排，请您到护士站，护士会为您完善病房的相关手续。由于出院患者离开病房时间不统一，还有部分患者需下午完成检查后才能离开，所以通常护士会通知您在当日下午两点后再携带入院须知、腕带及既往病历资料至护士站办理手续。医生还会为您查体、采集病史等，如果您有特殊的疾病经历或有需要继续服用的药物等希望您仔细与医生沟通，让医生开具医嘱。

6. 什么是入院评估？需要怎么做？

入院评估，即通过简单询问问题，为您测量体温、血压、身高等指标了解您身体健康状况相关的信息。为了保证收集资料的准确，以利于为您提供更加细致安全的护理，所以需要您重点告诉我们过敏史、目前身体所患疾病情况、以前所患过的疾病及做过哪些手术、此次发现这个疾病及确诊的主要经过等。

笔记：

7. 什么是入院宣教?

入院宣教即护士告知您探视、陪伴、订餐的相关制度和规定,对如何保护人身财产安全向您提供相应的指导,如果护士讲解过程中您有不理解或不明白的,您可以随时询问,护士还会为您介绍病房的基本环境,包括病床位置、医生办公室、护士站、开水房、生活垃圾处理室、被服车等。

8. 什么时间能够安排床位? 床位是固定的么?

护士将根据您的情况帮您安排床位,有时因特殊情况,如之前提及的出院患者尚有检查未完成,可能您需要耐心等待一会儿;因病房手术需要,住院期间您的床位不是固定的,可能会有变换,届时还请您理解、配合我们的工作。

9. 住院后家属可以探视么?

住院后生活能够自理的患者,家属可凭探视证于每日下午 3 时至 7 时对您进行探视,每次至多进入两人,这样是为了减少您与其他患者术后发生交叉感染,也为了保证您及其他患者住院期间得到充分的休息。本病房内还设有重症监护室,主要针对于术后重症患者的集中护理,探视时间为下午 3 时 30 分至 4 时,每次仅可一人进入,探视者需穿着病房提供的隔离衣,消毒双手再进

笔记:

行探视。

10. 住院后家属可以陪伴么？

入院后，如因病情需要，经主管医生及护士长确认需家属陪伴时，家属可持 1 张探视证及押金 100 元于护士站办理陪住证，陪住时间为中午 11 时至第二日晨起 7 时 30 分，且仅可一人陪住。因上午是医护查房、集中进行治疗的时间，每间病房会有责任护士及护理员照顾您，还请您的家属，按照规定在相应的时间内离开病房。家属陪住不需要另外准备床，病房提供折叠躺椅，不收费，但陪住家属的被褥需自己准备。

11. 住院后怎样订餐？

住院期间，配膳员送餐时间为早 7 时、午 11 时、晚 5 时，配膳员会将饭菜送至床旁，饭菜均分装于一次性餐盒中，所以，您只需准备筷子、勺子等餐具即可。配膳员在上、下午均会至病房逐床进行点餐。入院当日，如果办理入院时间较晚，可让护士帮忙向配膳员临时加餐，并预定次日饮食，加餐时间截止到下午 5 点，但加餐的选择较少，请您谅解。就诊卡即为饭卡，点餐时无需出示就餐卡，您的就餐信息会直接在我们食堂的电子系统中，确定点餐后食堂会自动划账，餐费使用完后可至住院处续充，出院时将退还所剩余额。

笔记：

12. 住院后可以离开医院吗？

为了保证您的人身安全，入院后您是不可以再次离开医院的。您在入院前签署入院须知时，护士已向您明确解释过。所以建议您在入院前安排好相关事宜，以免因入院后不能再次离开医院带来不必要的麻烦。

13. 医生都在什么时间查房？如何与医生进行有效沟通？

通常情况下，医生每天会有两次查房时间，分别为每日早8时至9时，晚5时至7时，具体根据医生当日手术安排及出诊情况而定。由于患者较多，查房时间有限，您可提前准备需要咨询的问题，以确保查房时与医生进行有效的沟通，若您需开药或有不适症状也请及时与主管医生沟通，以免延误病情。

14. 住院后应该在哪些方面做好安全保护？

您住院期间我们会与您一起共同努力，保障您的人身财产安全。所以，希望您严格遵守我们医院的规定，不要随意离开院区。对于卧床、行动不便者须注意拉起床挡保护，防止坠床；床旁活动需穿着防滑、大小合适的鞋子，小心地面湿滑，并需有人协助，防止跌倒。在院期间禁止吸烟，禁止使用床头处插座为手机、电脑等设备充电，注意用电、用氧安全。了解紧急疏散通道位

笔记：

置，注意防火安全。请您注意保护个人财产安全，将贵重物品交由家属保管，以防被盗或丢失。

15. 住院后，原来服用的药物还需要继续服用吗？

您在住院后，会尽快安排您的医生接诊。他会向您了解一些您的基本情况，包括用药和治疗的进展等。您的医生会根据您的情况告知您是否需要继续服用原来的药物。一般情况下，您的医生会为您开出新的药物医嘱，根据医嘱我们会将药物定时发放给您，您无需继续服用自己原来的药物（图40）。

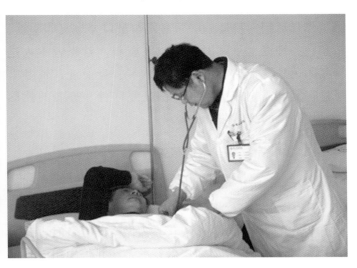

图40　查房

笔记：

16. 如果不是北京医保患者，我应该准备哪些资料办理报销手续？

由于各地区报销要求各有差异，请您在入院前或入院后及时咨询当地医保办具体报销相关问题，提前准备需报销的相关材料。出院时您可获得诊断证明书（又叫出院证明、出院小结等），住院费用明细单，患者住院病历复印件，复印方法如下：办理完出院手续后，请到内科楼一层病案复印窗口办理登记，登记完成后可办理邮寄业务，如需自己复印需登记完成后10个工作日后到内科楼一层病案复印窗口办理复印手续，请您在办理以上手续时携带以下资料。若患者本人进行复印请您携带患者本人的就诊卡、身份证；带办人员进行复印需携带患者的身份证复印件、患者的就诊卡，代办人的身份证原件即可。

17. 需要完善哪些术前检查？

手术前，医生将根据您的病情完善术前影像学检查、视力视野检查、血液检查、大小便检查、内分泌学检查等，若即将抽取的血液化验需做空腹准备时，病房护士将于抽血前一晚通知您做好准备，并告知相应注意事项。已预约的影像学检查，预约检查单会有专门人员送至病房，对于需提前通知并需做特殊准备的检查，我

笔记：

们病房护士会在检查前一晚通知您，并详细告知相关注意事项及是否需要家属陪同。检查当日会有外勤人员到病房接您并陪同您到相应的检查地点，因医院检查患者较多，有时可能会延迟检查时间，届时请您理解配合我们的工作。

18. 垂体 TSH 腺瘤手术前该如何准备？

垂体 TSH 腺瘤临床表现分为两类，一类是颅内占位症状，包括视力下降、视野缺损等；另一类则是甲亢症状，包括心慌、盗汗、消瘦、腹泻等。垂体 TSH 腺瘤患者术前需要抗甲状腺治疗或者选择垂体 TSH 腺瘤药物治疗来降低基础代谢率，还需要监测血清 T3、T4、TSH 水平和基础代谢率，使各项内分泌指标达到可以进行麻醉的标准，可以考虑行手术治疗，一般来说，准备时间在两至三周。预防术后心率快、血压低、躁动、大汗等甲状腺危象发生（图 41、表 42）。

笔记：

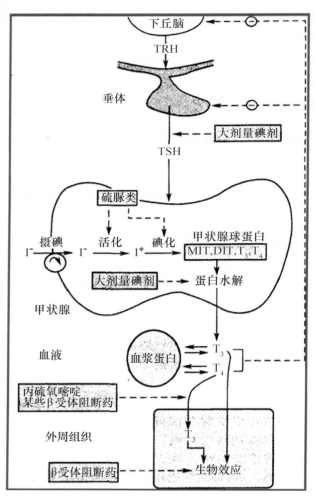

图 41 下丘脑 – 垂体 – 甲状腺轴示意图

笔记：

表42 危象前期和危象期临床表现

指 标	危象前期	危象期
1. 体温	<39℃	>39℃
2. 心率	120~159 次/分	>160 次/分
3. 出汗	多汗	大汗淋漓
4. 神志	烦躁或嗜睡	躁动、谵妄、昏睡、昏迷
5. 胃肠症状	纳减、恶心	呕吐
6. 大便	次数增多	腹泻
7. 体重	降至 40~45kg 以下	降至 40~45kg 以下

注：甲亢病人凡具有上述 7 项条件中 3 项者，可分别诊断危象前期和危象期。

19. 术前检查需要自己预约吗？

入院后，您的主管医生会为您安排所需要的检查，您无需自己再另行预约。有特殊要求的检查，我们会提前通知您最好准备，也会由外勤人员带领前去，您无需担心。

20. 在院外已经做过的检查，住院后为什么还要做？

您在外院做检查的时间距现在就诊可能间隔时间较长，各项检查结果可能发生改变；外院的影像学检查，片子可能并不清晰，每家医院的影像学检查技术人员的经验、能力不同，医生更认同本院的检查结果，便于对疾病的诊断。

21. 术前滴鼻药有哪些？什么作用？怎么用？

由于手术是经鼻腔做，所以手术前医生会根据您的

笔记：

病情需要予滴鼻液滴鼻，主要目的是抗菌消炎、收缩血管，预防术后伤口感染，减少术中、术后出血等。常用的滴鼻药物有：呋麻滴鼻液（图43）、海伦（盐酸左氟沙星滴眼液）（图44）、盐酸羟甲唑啉喷雾剂等。药物使用方法：①呋麻滴鼻液：滴鼻用，一日3～4次，一次1～3滴。②海伦（盐酸左氟沙星滴眼液）：滴鼻用，一日3～4次，一次1～3滴。③盐酸羟甲唑啉喷雾剂：滴鼻用，一日两次，一次1～3滴。需要您注意的是：①两侧鼻腔均需滴入；②使用药物滴鼻时尽量采取平卧仰头位，滴注完毕后需继续平躺5分钟，使药物充分进入鼻腔，以便更好地发挥作用；③使用不同药物时，每两种药物之间需至少间隔5分钟。

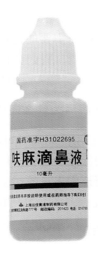
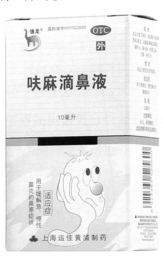

图43 呋麻滴鼻液

笔记：

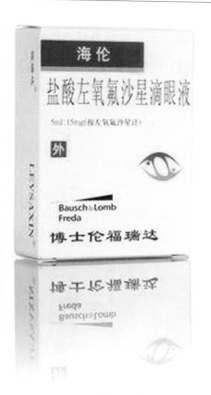
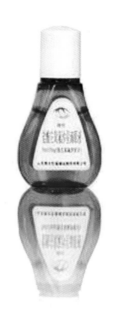

图 44　盐酸左氧氟沙星滴眼液

22. 住院多久后可以手术？

入院后，医生会尽快安排手术，一般情况下，在完善各项术前准备后，三至四天内即可安排手术，甚至有些病人入院第二天即可行手术治疗，还请您耐心等待。

笔记：

23. 门诊医生、手术医生、主管医生有什么区别？

一般来说，您在门诊就诊于哪位医生，这位便是您的主刀医生，入院后，我们还为您安排一位主管医生，主要负责您的查体、询问病史、诊疗、辅助主刀医生手术等。

笔记：

第二章　手　术

1. 如果可以手术，如何知道具体什么时间手术？

为了保证您的手术安全，将手术风险降到最低，均需要完善各种术前检查。比如进行头颅磁共振检查、心电图检查、视力视野、心脏超声等检查，以评估您的身体能否耐受手术。所以主管医生会在相关检查完成后，尽快安排手术。一般情况下手术前一天，主管医生会告知您手术时间。

2. 具体手术时间怎么安排？

因为每一个手术间都会安排多台手术，只有上一台手术快结束时才能接下一台的手术患者进入手术间。所以如果您是第一台手术，手术室工作人员会在早上 7 点钟来病房接您。如果您不是第一台手术，则无法预计具体的手术时间，需要根据上一台的手术时间而定，医生会告诉您一个大概的时间段，请您在病房耐心等待。

3. 手术前医生会找谈话吗？什么时间？

一定会的。一般情况下，手术前一天，主管医生会找您及家属进行谈话，告诉您手术中注意事项以及手术风险。当手术风险过大时，可能需要律师进行公证。麻

笔记：

醉师和手术室的护士也会在手术前进行术前访视，评估您的身体状况，了解您有无手术经历，麻醉药及其他药物的过敏史，有无假牙及松动的牙齿，以及有无高血压、心脏病等基础病。以上三类访视，如遇到节假日或周末可能会提前。手术前一天，护士会对您进行术前宣教，告知具体注意事项和需要准备的物品。

4. 手术谈话必须要家属参与？什么样的家属可以签字？

所有的手术都存在着风险，有可能出现心脑血管意外、术中大出血、术后颅内感染等并发症，甚至出现昏迷或死亡。医生在手术谈话时会告诉您和家属所有的手术风险，在您和家属了解之后，可以选择手术，也可以选择不做手术。所以必须由您的直系亲属参与手术谈话充分了解手术风险，如果没有直系亲属您可以委托一名您最信任的家属进行谈话签字。同时还需要患者及家属共同签订一份授权委托书，如果您手术中或手术后出现意外，您所委托的家属可以帮助您处理相关事宜，帮助您做出决定。

5. 手术有哪些风险和并发症？

①麻醉意外。手术中会使用各种麻醉药物，有些人会对麻醉药物过敏；进行气管插管、动静脉穿刺等创操作时有可能造成患者身体的损伤。②心脑血管意外。术前会对患者身体状况进行整体评估，以保证心血管系统

笔记：

能够耐受手术，但是每个人均存在个体差异，不能完全排除手术中出现心律失常、心脏骤停等意外的发生。③术中损伤颈内动脉、海绵间窦引起大出血致休克，蛛网膜下腔出血，血管痉挛，导致严重神经功能障碍。垂体的两侧为海绵窦，海绵窦内有丰富的静脉以及颈内动脉。④术后瘤腔血肿形成，致单眼或双眼视力下降，甚至失明，可能需要再次手术清除血肿。⑤术后病情无缓解甚至恶化，昏迷、植物状态、术后长期生活不能自理。术后继发下丘脑功能紊乱致高热昏迷、高血糖、尿崩、水电解质紊乱。⑥脑脊液鼻漏，如果脑脊液鼻漏不能自愈可能需再次手术行脑脊液漏修补术。⑦术后颅内感染。⑧全身多脏器功能障碍、肺部感染、泌尿系感染、肺栓塞、压疮、过敏反应、深静脉血栓等；术后鼻中隔穿孔、嗅觉障碍、幻嗅。⑨术后出现海绵窦颅神经受损症状如视力障碍，动眼神经、外展神经麻痹等，出现上眼睑下垂，外展受限、复视。术后视力下降症状不缓解，有可能加重，致单眼或双眼视力继续下降，甚至失明。⑩术后肢端肥大症状不缓解，甚至加重。⑪肿物切除不彻底，术后复发，可能需再次手术或进行术后放疗。⑫术后垂体功能低下，需长期激素替代，术后性欲低下、性功能障碍，术前症状改善不明显。⑬术后出现呼吸困难，呼吸循环衰竭，需行气管切开，呼吸机辅助呼吸。

笔记：

6. 做垂体瘤手术，会影响到垂体功能吗？

做垂体瘤手术，是会影响垂体功能的。垂体手术对部分垂体的正常组织也有一定损伤和影响，所以患者在经蝶垂体瘤术后垂体功能低下较为常见。局限于鞍内，手术前后对正常腺体的内分泌功能影响较小，功能性垂体腺瘤的术后垂体功能低下发生率较无功能型低。临床发现垂体瘤体积越大，对周围正常垂体组织压迫越大，越容易引起术后的垂体功能低下。另外，大的腺瘤还能侵蚀大血管和神经，甚至侵犯视神经管和海绵窦内，术中分离也很困难，分离中易损伤正常垂体功能而致进一步垂体功能低下。主刀医生在术中会挽救一些正常的垂体组织和最大程度保护正常的垂体组织。

7. 手术前为什么需要禁食水？

垂体腺瘤的手术是全麻手术，全麻手术要求在手术前一晚上10点以后不吃东西，晚上12点以后不喝水。目的是为了充分将胃排空，主要是预防手术过程中出现胃内容物反流，进入气道里。人们在清醒的状态下能够阻止食物进入气道里，即使进入气道里也会通过用力咳嗽将异物咳出来。但是在全麻下的患者，这种呛咳反射会消失。一旦胃内容物进入气道里就会造成气道梗阻或呼吸性肺炎。所以，请您一定不要吃东西喝水，哪怕吃一口东西或者喝一口水，手术都无法进行，只能取消。

笔记：

8. 手术前为什么又要抽血?

手术中存在各种风险，其中有一种就是出血过多，这种情况非常危急甚至会危及您的生命，需要立即输血，但是并不是所有的血都可以输入。不同的血型甚至同一血型之间，都会出现输血反应，所以在使用之前需要拿您的血液样本和准备的血进行交叉配血试验，当不出现凝集反应的时候，准备的血才可以在危急时刻给您输入。手术前的备血只是为了做好输血前的准备，并不是一定会给您输血的。您可以在手术后询问您的主管医生，手术中是否给您输过血。

9. 手术前为什么需要备皮?

为了让手术视野更加清晰，并且减少毛发定植细菌引起手术感染的机会，手术前需要进行皮肤准备，也就是备皮。根据手术方式的不同，备皮部位也不同。如经单鼻蝶窦的垂体瘤切除术，手术需要经鼻腔来做，所以护士会帮您将双侧鼻孔鼻毛剪掉。如果您做的是开颅手术，则需要将所有的头发都剃干净，请您配合。

10. 手术前为什么要灌肠? 灌肠后还能吃晚饭吗?

手术前灌肠的目的是为了预防您在麻醉后肛门括约肌松弛，排便于手术台上，污染手术台，并且可减轻术后腹胀和便秘。因头颅手术对胃肠道的要求不太严格，

笔记:

通常采用的方法是将甘油灌肠剂灌入肛门内，促进您排出宿便。灌肠后的晚饭可以正常进行，但是请您不要吃太油腻太辛辣的食物，以免造成腹泻。

11. 手术前需要准备什么东西吗？

手术后的生活必需品需要您提前准备，每个医院的要求可能不太一样。以北京协和医院为例，需要您准备以下物品：带刻度的奶瓶（手术后喝水用，方便使用并且可以记录术后的饮水量），一次性洁护垫（手术中使用麻醉药物，您手术后可能会出现恶心呕吐，使用一次性洁护垫垫于头下，可以保持床单的清洁，使您感觉更加舒适），湿纸巾（经单鼻蝶垂体腺瘤切除术，可能会有一些积血从您鼻腔流出，我们会用湿巾及时帮您擦拭干净），抽纸巾（手术后呕吐时使用），勺子（手术后饮食需要从流食、半流食、普食逐渐过渡，勺子方便进食），脸盆和毛巾（供手术后擦拭身体使用）。

12. 如果手术前紧张睡不着怎么办？

手术后您可能会觉得不舒服，影响您睡眠，所以术前一天晚上您尽量争取好好休息。如果因为紧张、担心手术效果、害怕手术有意外而无法入睡，您可以在手术前一天晚上9点以后找病房护士，联系值班医生，给予您安定药物口服。偶尔的服用镇静药物是不会产生依赖性的，您不必担心。

笔记：

13. 手术前可以洗澡吗？

可以。手术后患者需要卧床一段时间，有些患者术后第一天即可下地，有些患者可能术后需要卧床休息2～3天，甚至更长，因此术后有一段时间不可以洗澡。不过您放心，术后护士会给您擦拭身体，保持身体的清洁，以减少术后感染的概率。建议您手术前一天晚上洗澡，请及时擦干身体及头发，谨防感冒。

14. 如果手术当天有必须要吃的口服药物怎么办？

您在手术前一日晚上10点之后不允许吃东西，晚上12点以后不允许喝水。如果有些药物，如降压药，麻醉师或者主管医生要求手术当天必须口服，您可以在手术当天早6点，用一口水送服，一定不要多饮水。

15. 手术当天不让喝水、吃饭，如果口渴了、低血糖了怎么办？

垂体腺瘤的手术是全麻手术，为了预防手术过程中出现胃内容物反流进入气道里造成气道梗阻或呼吸性肺炎。所以，手术前一晚上10点以后不吃东西，晚上12点以后不喝水，手术当天更不能进食水。不过您不用担心，为了预防您因为禁食水时间过长造成的低血糖，医生会给您输一些液体以补充水分和糖分。如果医生没有为您输液的话，当您口渴或者感觉不舒服时，可

笔记：

以找到您的责任护士，护士会联系医生，给您输液的。另外您也可以漱口，以减轻口渴的症状，但是一定不要喝水。

16. 如何去手术室？需要注意什么？

手术当天，会有手术室工作人员推手术车到病房来接您。因为接您（非第一台手术）的时间取决于前一台手术的完成情况，因此时间不定，请您耐心等待。您上手术车时，需要将衣物、饰品、鞋袜、眼镜全部脱掉，交与家属保存，病号服只需放在病床上即可；如果您有可摘除的假牙（烤瓷牙除外），一定要摘除，如有活动的牙齿，请告诉手术室工作人员，否则在麻醉进行气管插管时有可能使假牙或活动的牙齿脱落，一旦掉入气管内有可能窒息，非常危险。术中医生需要各类片子，如头颅磁共振、CT、胸片等，请您一定准备好，交由手术室工作人员一起带到手术室。因手术后您有可能会调床位，请家属将术后必需品留下，其余物品一律带走，尤其是贵重物品请家属妥善保存。

17. 进入手术室后都需要做什么？

您被送到手术室以后，并不能立刻进入手术间，而是在等待区等待一段时间。因为手术室的工作人员需要在手术间进行准备。每一台手术结束后，手术室的护士会对手术台进行彻底的消毒，以减少感染的概率。另

笔记：

外，护士还需要准备本台手术所需要的器械以及其他物品，麻醉师还需要对麻醉机器进行调试。这些均需要一定的时间准备，请您不要着急，耐心等待工作人员将您推进手术间。进入手术间后，会有工作人员对您进行核对，并且协助您从手术车转移至手术台上面。护士会给您连接监护仪器，监测您的呼吸、心率、血压、血氧等指标，以保证您的生命安全。另外护士还会给您留置一根比较粗的留置针，以保证术中快速补液。麻醉师会给您使用麻醉药物，您就会处于麻醉状态，医生开始给您进行手术（图45）。

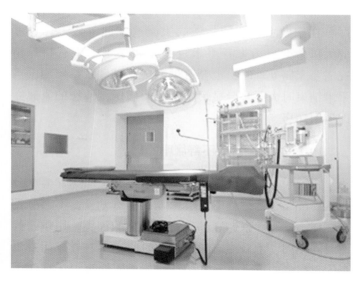

图45 手术室

笔记：

18. 手术前、手术中家属需要在哪里等候？

手术前您需要安静休息，不建议家属陪伴，以免过多的交谈造成您情绪波动太大，如过度难过或担心，所以手术前请家属在病房外等候。在您做手术的过程中，大部分医院都安排了专门的手术家属休息区供家属休息。比如在北京协和医院，手术前家属可以到外科楼外面的接待室开具入门条，凭借入门条家属可以进入外科楼，但是需要在病房外面的休息区等待，等手术室工作人员来接您时，家属可以进入病房。手术时，在外科楼的一层、二层、三层，均设有手术家属休息厅，在您做手术期间，您的家属请在此等候。休息厅的大屏幕会显示患者手术进度，如果手术中有特殊情况需要家属处理时，也会通过家属休息厅联系家属。当手术结束时大屏幕会显示患者返回病房，请您的家属立即返回病房。

19. 手术中会疼或不舒服吗？

目前手术的麻醉方式大部分采用的是静脉麻醉联合吸入麻醉，手术过程中您会像睡了一觉一样，不会感觉到疼或不舒服。根据麻醉中镇痛药物的种类、用量、代谢时间不同，术后疼痛的程度和时间也不一样。而且每个人对疼痛的感觉也不一样，比如说同样被刀子划伤了手指，有些人可能觉得有一点疼，但有些人却疼得眼泪

笔记：

直流。所以每个人对疼痛反应也有会所不同，有的患者觉得还可以，不怎么疼或不舒服，但有些患者会觉得疼得受不了。您不用太担心，手术后的疼痛和不舒服都是正常的，如果您感受到疼痛剧烈，医生可以根据您的具体感受给您使用止疼药的。

20. 手术过程大概多长时间？

每个人肿瘤的位置、大小、性质、质地均不相同，而且个人的身体条件和基础疾病也不相同，因此手术的具体时间无法确定。从患者进入手术间开始准备麻醉到整个手术结束离开手术间，一般的经鼻蝶窦垂体腺瘤切除术的时间在 1 ~ 2 个小时之间，扩大经鼻蝶窦垂体腺瘤切除术的手术时间可能在 4 ~ 5 个小时之间，如果选择的是开颅手术则手术过程可能更长。因为手术间在上一个手术结束后需要消毒及进行物品准备，所以您进入手术室后需要在等待区等待一段时间才可进入手术间。手术结束离开手术间后，您并不会被直接送回病房，而是送到麻醉恢复室，等您完全清醒并顺利拔除气管插管后，才会由手术室的工作人员和主管医生把您送回病房。

21. 伴有高血压、高血糖，手术当天需要服用治疗这些疾病的药物吗？

有高血压病史的患者，应询问主管医生是否在手术

笔记：

当日仍服用降压药。若服用，应用一小口水将药物送服。由于术前一日晚上十点开始禁食，十二点后开始禁水，至手术前，所以高血糖的患者不宜再服用降糖药物或注射胰岛素，避免低血糖的发生。

笔记：

第三章　术后恢复

1. 手术后常规仪器和管路有什么作用？

术后您从手术室安全返回病房后，为了更仔细地观察您的病情变化我们会为您连接一台监护仪器来监测您的心率、血压及呼吸情况。我们还会帮您吸上氧气，保证您体内氧气的供应。同时，我们还会为您建立一个静脉通路，即埋置一根输液针在您的血管中为您输注液体，以扩充血容量并补充能量及电解质。我们还会为您留置一根尿管，接一个袋子将尿液引出来，以便准确观察您的尿量及尿液性质的变化（图 46、图 47、图 48、图 49）。

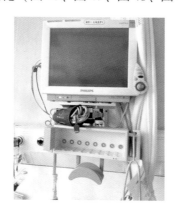

图 46　心电监护仪

笔记：

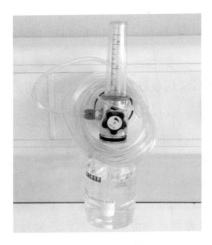

图 47　氧气吸入装置

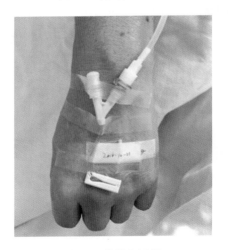

图 48　静脉留置针

笔记：

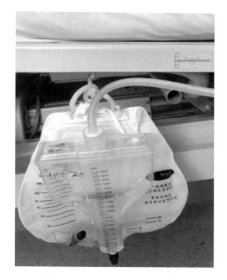

图 49　留置尿管

2. 术后仪器、管路什么时候可以撤掉？

通常情况下，待您病情平稳后 1~2 天，就可以为您撤掉心电监护仪器与吸氧装置。术后输液可能会持续 3~4 天。术后 1~2 天就会为您拔除尿管，但是，如果医生告知您手术后需要在床上平卧几天，那么，留置尿管的时间会适当延长。

3. 心电监护仪器是怎样的？

我们所说的心电监护仪器是一台类似于电脑的机器，

笔记：

有很多的导线连接出来。我们会在您的胸前粘贴电极片，与监护仪器的导线连接，这是测量您的心脏跳动速度的，即心率。我们会在您的某一个手指甲的位置戴上一个指套，这是用来了解您血液里的含氧量的。我们还在您一侧胳膊的大臂上戴上袖带，通过定时（通常以1小时为间隔）加压放气来测量您的血压（图50、图51、图52）。

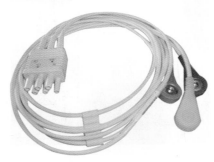

图 50　电极导线

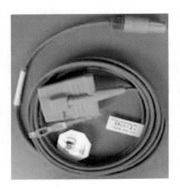

图 51　指氧仪

笔记：

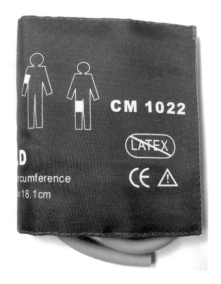

图 52　血压袖带

4. 如何吸氧？

由于您的手术是从鼻腔做的，所以没有办法将鼻导管戴到鼻子上，我们只能将导管从中间分开，将一端封闭，另一端放在您的嘴里给予您吸氧。

5. 什么叫做静脉留置针？使用它有什么好处？有什么注意事项？

静脉留置针也就是我们常说的套管针，通过特殊的设计，最终留置在您血管内的是一根软管，通过这根软

笔记：

管我们将药液输入到您的体内（图53）。

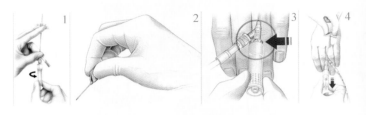

图53　静脉留置针操作示意

　　由于静脉留置针材质的柔韧性，对血管的刺激性要小很多，而且也不容易刺破血管，所以这种针可以留置在您的血管里数天，对输液肢体活动的限制性也大大减小，一般情况下，即使在输液的时候，对日常的生活包括吃饭、拿物品、下床活动影响也不太大，可以说是非常方便的，因此，对血管的选择范围也扩大了，穿刺成功率也有所提高，另一方面，由于他的可留置性，对于您来说保护了您的血管、减少了穿刺次数、减轻了您的痛苦。尽管静脉留置针有诸多的优点，为大家提供了便利，但是还是有一些注意事项需要提醒您，从而延长它的使用时间，也能够使您更好地了解静脉留置针。

　　注意事项：

　　（1）为了更好地保护静脉留置针，留置针留置期间，穿刺肢体可以进行必要的日常活动，但不可过度活动，也不可以提重物，以免留置针在血管内来回移动导

笔记：

致静脉炎及血流不畅而使套管针内血液凝固，缩短留置时间。

（2）静脉留置针并非是一劳永逸的，同样是套管针，受个人体质、药液性质、血管条件、个人对留置针的保护程度、疾病原因等诸多因素影响，每一根静脉留置针的留置天数是不固定的，而且根据您的治疗时间长短可能需要多次穿刺。

（3）护士会每天对您的静脉留置针进行评估，有些时候您可能看到药液能够通过套管针流入到您的血管，但是由于一些其他的原因，比如说不能保证治疗效果、静脉炎、药液外渗等原因，我们需要将留置针拔除，希望您能配合。

（4）留置针留置期间请保证手部皮肤的清洁，洗手的时候请不要将贴膜打湿以减少感染的发生。

（5）如果您发现留置针穿刺点及周围出现红肿、疼痛、渗血，或其他不适请及时告知护士。

6. 为什么医生放置了引流管？起到什么作用？什么时候能去除？

医生为您放置的引流管为"腰大池引流管"，它通过腰穿置管来持续引流脑脊液，是治疗脑脊液鼻漏的重要手段之一，它可在短时间内降低颅内压，使脑组织移向颅底而封闭漏口，减少脑脊液的漏出，改善您

笔记：

的临床症状。置管时间一般为 1 周，最长不超过 2 周，随着脑脊液颜色的澄清、各项指标的恢复，颅内压降低，临床症状明显改善，一般情况良好时，我们会为您夹闭引流管 24 h，如果您无不适感，就可以考虑拔管了。

7. 对于这根引流管，我和家属需要注意什么？

这根引流管会从您的肩侧伸出挂在床头，这样悬挂既可防止引流管打折、受压，方便您进行翻身，又可远离肛门而减少引起感染的机会。由于引流管的位置和高度都是有要求的，当我们为您固定好引流管后，您是不需要来调整它的位置的。我们会用腹带来固定引流管，每天我们都会打开腹带，观察您伤口敷料的情况，当腹带过松或者出现移位时，请您及时告知我们，我们会为您及时进行处理。引流的液体是透明、清亮的。每小时大约 10ml 左右，我们会定时过来观察您脑脊液的颜色和量。当您翻身和需要在床上解大小便时，需要关注您的引流管，将管路进行妥善的固定。您可以按呼叫器，让我们来协助您。在您整个引流过程中，您需要注意保暖，避免用力咳嗽、打喷嚏，情绪激动及用力排便。如果您有便秘，排便困难，我们会及时为您用甘油灌肠剂或者开塞露，帮助您保持大便通畅。您可以进食高蛋白、高纤维素、高热量、清淡易消化食物，禁忌辛辣食

笔记：

物，多食含粗纤维的蔬菜、水果，保证营养，提高机体抵抗力（图54、图55）。

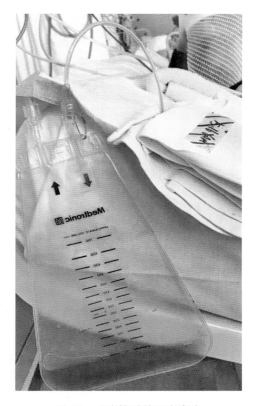

图54　引流管妥善固定床头

笔记：

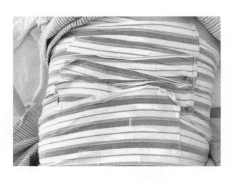

图 55　腹带固定管路

8. 做完手术回病房后需要平卧么？多长时间？

术后您刚回病房的时候因为还未完全清醒，所以需要去枕平卧，并且尽量头略偏向一侧，以防呕吐物误吸。通常情况下，待您完全清醒后（约 2~4 小时）可以根据您的需要垫枕头改头高位，也可以直接将床头抬高 15°~30° 以利于您的舒适与呼吸。但是，如果医生根据您的术中情况认为您存在发生脑脊液鼻漏的风险，您术后去枕平卧位的时间会适当延长，部分患者可以垫枕头平卧位，具体平卧天数及是否可以垫枕头都要遵照您主管医生的医嘱而定，我们会在您床头悬挂提示牌，以便提示您，并告知您的家属对您进行监督。

9. 术后什么时间能够喝水？

您术后返回病室时麻醉药物还未代谢完全，您的吞

笔记：

咽反射还未完全恢复，大量、过早饮水容易导致水吸入气道和肺，造成严重的后果。所以，您刚回来时是不能够马上就喝水的，等待 3 ~ 4 小时后，您才可以开始喝水。我们了解您会很渴，口唇会不舒服，所以，我们为您准备了纱布，您的家属可以润湿了放在您的嘴巴上，使吸入的空气能够得到一些湿化。您的家属还可以隔一段时间将奶瓶中的水挤几滴到您的口腔里帮助您湿润口腔。

10. 术后什么时间能吃饭？应该选择什么食物？

通常手术当天一般不建议您进食，但是可以饮水。术后第二天就可以适当吃一些流食和软的食物，逐渐过渡到半流食、普通食物，水果蔬菜和肉类也是根据您自己的胃口而定的，以不恶心、呕吐为准。

11. 术后还会住原来的病床么？

手术后返回病房通常会直接进入神经外科重症监护病房，也可能为您仍安排在普通病房，但会更换离护士站较近的病床，以便护士及时对您进行病情观察。

12. 手术后要更换床位，生活用品怎么办？会不会丢失？

当您需要更换床位时，我们会将您的床头小柜子移动到您更换后的床头旁边。您其余柜子以及床下的物

笔记：

品，洗手间里面的洗漱用品、盆、尿壶等，我们也会为您妥善放置到您更换的病房里面。如果您是从普通病房更换到监护室里面，我们会在您手术回来之前为您妥善安置好您所有的物品。如果您是术后从监护室更换到普通病房，我们会提前通知您的家属，由您的家属和我们共同为您进行更换床位，确保您的所有物品都不会丢失。

13. 如果手术后进入重症监护病房，家属应该注意些什么？

如果您术后返回重症监护病房，我们会要求家属登记一个可以 24 小时开机的移动电话，以便可以及时联系上您的家属。在监护病房我们会有护士和护理员 24 小时护理和照顾您，所以不需要家属陪伴。考虑到家属的紧张及关心的情绪，您手术后刚返回监护病房时您的家属是可以进入探望您的，但是为了避免术后的交叉感染，您的家属不能进入太多，并且每次只能进一个人。监护病房每日下午 15：30 ~ 16：00 还可以允许家属探视，其余时间都是不允许家属进入。可能您的家属会比较担心，一直在病房外陪同等候，其实不需要这样做，一旦有特殊的事情护士及医生会第一时间及时电话联系您的家属知道的。您的家属还可能担心您术后吃饭的问题，我们的护士和配膳员会根据您的情况帮助您订饭，尽量为您订一些可口、有营养、更适合您的食物，护士

笔记：

和护理员也会协助您及时进食，不用担心。

14. 如果手术后返回普通病房，家属应该注意些什么？

如果返回普通病房，这个时候就需要家属陪伴了，您的家属需要拿一张探视证、100元押金待手术回来后的当天下午2：30至护士站办理陪住证，晚上留一个家属陪住，陪住时间为11：00至第二天早上7：30分。陪住的家属要注意患者的不适主诉，及时告知主管医生及值班的医护人员。同时，家属还需注意观察输液管路有没有滴空的情况。您及您的家属还需要学会准确记录您的进食量、饮水量及尿量，会有护士定时去记录。您需特别注意的是，您在活动及外出时必须有家属陪同，防止发生跌倒。

15. 手术后会有哪些不舒服？

手术后您可能会产生一些不舒服的情况，如头痛、恶心、呕吐、眼部胀痛、尿路不适等，但由于手术范围、麻醉时间、个体耐受能力等原因，每位患者体验到的不舒服可能会不一致，有的患者甚至感觉"一切还好，没有特别不舒服的情况"，希望您成为这样的"幸运者"。下面我们会对比较经常出现的不适情况进行说明，之后对可能的原因及如何减缓这种不适提供一些建议，希望能够对您有些帮助。

笔记：

（1）头痛：大部分患者都会有不同程度的头痛，多数为手术鞍隔牵拉及鼻黏膜创伤所致，通常随着时间的推移疼痛程度会慢慢变轻。有的患者只体会到了轻微的疼痛，此时通常不需要药物干预，通过转移注意力可以得到缓解。也有部分患者感受到疼痛比较严重，影响到了自身的休息与活动，这时，请及时地告知医务人员，我们会根据您的情况为您使用止痛药物协助您缓解疼痛。

（2）眼部、鼻子不适：可能会有眼睛、鼻子的胀痛反应，眼睛会止不住地流泪，主要是由于鼻腔内填塞物压迫及导致的鼻泪管堵塞所致，通常只是轻微的不适，不会很严重。随着填塞物的自行吸收这种不适症状会很快减轻。眼泪流出来用干净的纸巾擦掉即可，您可以闭上眼睛，用凉的湿毛巾冷敷眼部，可能会舒服一些。

（3）嗓子痛、嘴巴痛：因手术过程中需行气管插管辅助呼吸，管子对咽喉部及口腔黏膜产生的刺激所致，也会随着术后康复慢慢减轻。少量多次饮水湿润口腔及咽喉部，勿进食过烫的食物可能会帮助您缓解这种不适感，如果仍然无法缓解，希望您及时告诉医务人员，为您开具适当的药物进行治疗。

（4）尿路不适：全麻术后您会留置尿管，作为异物植入尿道您会有尿路刺激的症状，表现为尿急、尿频、尿痛的症状，会有想要排小便但是总感觉排不出来的症状，有对疼痛较敏感的患者会因为尿管的移动产生尿路

笔记：

疼痛。这都是正常反应，待尿管拔出、排出几次小便后，这种不舒服就会缓解。

（5）恶心、呕吐：多为全麻术后麻醉药物引起的胃肠道反应，多数会随着麻醉药物的代谢而缓解，有患者会吐出暗血性胃内容物，多数为术中咽下的，所以，不要过于担心。有患者吐过后症状会自行缓解，有患者会反复吐多次，若不能自行缓解，我们会为您使用止吐药物。

（6）味觉、嗅觉减退：多为暂时性，多是由于术后组织无菌炎性水肿对周围组织和神经的压迫，无需特殊处理，多可自行恢复。

16. 鼻子上粘的纱布作用是什么？纱布多长时间换一次？什么时候可以取下？鼻子里为什么会有东西流出来？是什么东西？

垂体腺瘤手术是经鼻入路手术。为了防止感染，术后会在患者鼻子外敷鼻敷料。每日早晚我们都会为您更换鼻敷料，如果鼻敷料渗血明显、潮湿时我们也会及时为您更换。鼻敷料通常时间三天就可以摘下。鼻子里会有黏性伴血性的分泌物流出，多为术中手术部位残留的积液及鼻腔本身的分泌物，轻轻擦拭即可，切忌用手指抠鼻子。当鼻腔内流出透明清亮的液体时警惕脑脊液鼻漏的发生，具体见后面脑脊液鼻漏的观察与护理。

笔记：

17. 鼻子里填塞的是什么东西？什么时候可以用鼻子呼吸？

为了减少血液流出，促进伤口尽快愈合，术中您的一侧鼻腔内会填塞一些"耳鼻敷料"。但由于鼻腔里面是相通的，所以开始会感觉两侧鼻腔都不通畅，其实只有一侧填塞了敷料，术后另一侧鼻腔很快就能通气。术后约1周左右敷料会开始慢慢吸收，会有一些黏性伴血性分泌物流出。那时，填塞敷料那侧的鼻子也会通气了。通常情况下敷料需要2~3周的时间才能全部吸收干净。

18. 术后会有哪些异常情况？

①出血：常发生在术后24小时内，发生率很低。患者会出现双侧瞳孔不等大，对光反射不灵敏，视物不清、视野缺损，甚至昏迷，同时合并伤口敷料渗血多。②脑脊液鼻漏：常发生在术后1~5日，鼻腔流出清亮无黏性液体，尿糖试纸检测为阳性或强阳性。③尿崩症：表现为饮水多、尿多，每小时尿量大于200ml，连续数小时且颜色清亮，或24小时尿量＞3000ml，尿比重常在1.005以下。④水电解质紊乱：静脉血钾、钠、氯低于正常值，出现恶心、呕吐等症状。⑤垂体功能低下：表现为发热、全身无力、头痛、恶心、呕吐、不思饮食等。

笔记：

19. 手术后出现发热了怎么办？正常吗？

由于疾病的复杂性，术后发热的原因有很多，比如感染、中枢性高热，但是大多数可能是一个术后的吸收热，是指无菌手术以后 38 度以内的轻度发热，一般在 37.5 度到 38.5 度之间波动，这是手术后的一个正常反应，一般 3 天内会退热。所以术后 3 天内如果出现发热而且不超过 38 度，一般不需要给予特殊的药物治疗。您不需要特别紧张，只需要给予一些物理降温措施即可，比如冰袋、温水擦浴，而且我们会加强对您体温的监测。如果体温超过 38 度，医生会评估您的病情，根据您的情况采取一些措施，比如给予药物降温、抽血查找发热原因、根据原因给予对症治疗，必要时医生会给您进行腰穿检查以防颅内感染。高热期间，不必穿太多的衣服、盖太厚的被子，那样反而不利于降温，但是给予药物降温后，您可能会出汗，这个时候要注意及时将汗液擦去并给予保暖。在您高热期间，我们会加强对您体温的监测，这个时候您可能身体很不舒服，但是一定要配合我们，而且要注意不要将体温表打碎或压在身下，那样有可能对您造成损伤。

20. 手术后能不能多输几次抗生素？

抗生素的使用是有一定指征的，而且抗生素输入不是越多越好。手术后医生会根据您的情况一般预防性的

笔记：

使用抗生素3天左右，特殊情况除外。手术后我们会密切观察您的病情，并定时采血查看您血常规的情况从而及时发现感染，如果您出现了类似感染的症状，我们会及时为您进行检查，并且通过抽血查血培养、腰穿查脑脊液等措施查看感染原因，医生会根据原因对抗生素的使用进行调整，但是不会无故增加抗生素的使用剂量和时间。术后抗生素的使用只是术后治疗和护理的一部分，我们会按需进行的，请您放心，而且不必把太多的精力和注意力放在这方面。

21. 什么叫做出血？有哪些表现？怎么观察？应该怎么做？

出血常在术后24小时内发生，是我们最不愿意看到的术后异常情况，所以我们会在您术后的第一天进行严密的病情观察。常见的出血原因主要有脑膜的血管破裂、垂体血管的损伤、海绵窦损伤和严重时颈内动脉的损伤等。由于我们没有办法直接看到手术部位的情况，所以只能通过您的表现发现一些蛛丝马迹。通常，如果出血发生，患者会有意识的变化，由清醒转入昏迷或是意识进行性加深或异常兴奋、躁动不安等；出现视力、视野及瞳孔变化，视物不清、视野缺损，双侧瞳孔不等大，对光反应减弱或消失；脉搏减慢、呼吸慢而不规则，血压异常升高；一侧或双侧肢体瘫痪；伤口敷料渗血严重，大量血液流出。我们会特别关注您的意识，定

笔记：

时与您交谈几句看您对答是否正确；监测您生命体征的变化；用手电观察您的眼睛，查看您的瞳孔变化；让您活动一下身体，看有无肢体活动的异常；观察您伤口敷料的渗血情况。如果您有视力、视野的变化，感受到肢体活动的改变也请及时告知我们，并且希望您配合我们的病情观察，特别是晚上可能会叫您起床，与您说话，还会查看您的眼睛。我们希望能通过我们的一起努力，最大程度避免这种情况的发生。需要跟您重点强调的是，虽然这一异常情况比较严重，但发生率极低，我们希望您能够保持一个很好的身心康复状态，不要过多的焦虑，影响您的康复。

22. 什么叫脑脊液鼻漏？有哪些表现？怎么观察？应该怎么做？

脑脊液鼻漏是指脑脊液通过颅底（颅前、中或后窝）或其他部位骨质缺损、破裂处流出，经过鼻腔，最终流出体外。主要表现为鼻腔间断或持续流出清亮、水样液体，早期因与血混合，液体可为淡红色。由于鼻腔黏膜刺激及手术部位残留的血液流出等因素，正常情况下手术后最初几天，鼻腔也会有较多分泌物流出，所以这一情况的观察并不是很容易。但是，为了能够及时发现这一情况，还是需要您多加留心，如果您鼻腔的分泌物在逐渐变少后突然开始大量流出清亮液体，您要及时立即采取平卧位，并让家属及时告知医生与我们。如果

笔记：

经过医生评估后较为可疑，那么我们会推荐您去药店买尿糖试纸，将从鼻腔流出的液体尽量自鼻根部蘸取（为了减少皮肤上含糖物质的干扰），如果发生阳性或强阳性反应，我们会为您进行进一步的检查进行鉴别。但是您也无需谈"漏"色变，如果您术中情况显示您术后发生脑脊液鼻漏的危险性较大，您的主管医生会及时告知我们，我们会在护理您的过程中更注意此方面的观察。您需要做的就是遵照医生的医嘱及我们给予您的建议，如果发生鼻漏的风险较大，那么，多采取平卧位，减少下床活动。即使真的发生了脑脊液鼻漏，如果及时发现并给予早期治疗，您也很快就能够康复。

23. 什么叫水电解质紊乱？有哪些表现？怎么观察？应该怎么做？

水电解质紊乱即体内含有的水分及各种离子的数量或比例上发生异常改变。通常垂体腺瘤术后对您身体影响比较大的为钾、钠、氯、钙几种离子，所以我们会定时地通过对您的血标本进行检验，监测血清中各种离子的浓度，定期测量您的体重，定期测量您的尿比重、尿电解质、尿渗透压等，以便及时查看您是否发生了这一状况。通常，水电解质紊乱的状况比较轻微的话，不会有特殊的不舒服感，只有到一定的程度才会出现相应的症状，如低钠患者可能会出现恶心、呕吐、厌食等，低钙患者会出现肌痉挛、指/趾端麻木等症状。如果能做

笔记：

到早发现早治疗，通常不会造成严重后果，如果延误病情，发生了严重的水、电解质紊乱，则可能引起心脏骤停、昏迷等威胁生命安全的状况。所以，希望您在不舒服时，及时告诉我们。为避免这一状况，我们建议您术后可适当吃钾、钠含量高的食物，例如：香蕉、橙子、咸菜等。必要时，我们的医生也会为您进行相应的药物治疗。

24. 什么叫做尿崩症？有哪些表现？怎么观察？应该怎么做？

尿崩症是指由于下丘脑－神经垂体病变引起精氨酸加压素（AVP）又称抗利尿激素（ADH）不同程度的缺乏，或由于多种病变引起肾脏对 AVP 敏感性缺陷，导致肾小管重吸收水的功能障碍的一组临床综合征。前者为中枢性尿崩症（CDI），后者为肾性尿崩症（NDI），其临床特点为多尿、烦渴、低比重尿或低渗尿。这一状况在术后发生较多，但通常都能很好地控制，并且治疗效果很好。我们会在术后几天特别关注您的出入量的变化，希望您认真记录每天吃饭、喝水的量，同时记录尿量，计算出入量是否平衡，看看是否存在尿多的情况。若出现每小时尿量超过 200ml，持续两小时以上，尿色浅、口干、口渴表现时请您及时告诉我们，我们会通知医生为您做全面的评估。如果确为尿崩症，请您及时遵医嘱服用我们为您发放的抗利尿药。由手术引起的尿崩

笔记：

通常是可逆的，随着身体的恢复，这一状况会慢慢改善，但是在术后早期还是希望您尽量不要喝茶水，吃西瓜、冬瓜等利尿食物，以免影响对这一状况的观察，延误治疗。

25. 什么叫垂体功能低下？有哪些表现？怎么观察？应该怎么做？

垂体分泌 6 种具有明显生理活性的激素，即生长激素、泌乳素、促肾上腺皮质激素、促甲状腺素、卵泡刺激素、黄体生成素。其中一种或多种激素分泌下降，即为垂体功能低下。术后较严重的为促肾上腺皮质激素及促甲状腺激素的分泌下降所引起的一系列的异常情况，主要表现为疲乏、低血压、低血糖及对应激（如大型手术、创伤、感染等）缺乏耐受力、意识模糊、怕冷、体重增加、便秘、皮肤干燥等表现。我们会定时为您采集血标本检查是否存在激素水平下降的情况，如果情况严重会及时为您补充激素。我们也会在您术后容易发生此状况时为您监测生命体征变化，加强巡视，认真倾听您的主诉，以便做到及时发现、早期干预。医生还会为您开具口服的激素药，我们提醒您一定规律服用，严格遵医嘱规律减量，不要私自停药。

26. 为什么记录出入量？如何准确记录？

为了诊断您有无尿崩症状和电解质紊乱的风险，我

笔记：

们会在术后严密监测您 24 小时的出入量变化。我们会定时询问你某一时间段内的入量和尿量情况，所以希望您准确记录自身的出入量情况。监测的具体方法：您每次小便后使用病房为您准备的量杯准确测量尿量，并记录小便的时间，查看小便的颜色；使用有刻度的容器测量每次饮水量，所吃食物也要转换成含水量进行记录。考虑到含水量估算存在一定的困难，我们向您列出了常见食物的含水量估算表，具体参考如下：

表56 常见食物中的含水量（协和营养科自测数据）

食物名称	数量	含水量（毫升）
米粥	50 克（1 两）	400 ~ 440
米饭	50 克（1 两）	120 ~ 130
面条（带汤）	50 克（1 两）	200 ~ 250
面条（不带汤）	50 克（1 两）	100
牛奶	1 袋	200
馄饨	50 克（1 两）	350 ~ 400
饺子	50 克（1 两）	60 ~ 80
包子	50 克（1 两）	40 ~ 50
馒头	50 克（1 两）	20 ~ 25
鸡蛋羹	1 份	150
煮鸡蛋	1 个	25 ~ 30
橘子	100 克	50
苹果	100 克	85

笔记：

食物名称	数量	含水量（毫升）
香蕉	100 克	77
梨	100 克	89
桃	100 克	88
葡萄	100 克	88
黄瓜	100 克	96
松花蛋	100 克	67

如果对您来说估算仍有困难，那么希望您能够向我们准确描述所进食食物的种类及数量或大小，由我们来为您估算。需要提醒您注意的是：①我们会有不同班次、不同的护士向您询问出入量情况，所以，请您务必记清楚哪些出入量是已经有护士记过的，哪些是还未记过的。为了更准确您可以准备一张纸，将所有的入量、尿量按照时间顺序写在上面，我们有护士记录过后您即划掉，以免您忘记或混淆。②您记录尿量的同时要查看尿的颜色，如果没有颜色，像白开水一样，有可能是尿崩的症状，请您主动告知我们。③如果在我们还没有询问的时间段内您出现了烦渴、频繁小便的情况，也请及时告知我们，我们会为您进一步评估，确定是否出现了出入量的异常。④当术后 2 天后，遵医嘱您可以停止记录出入量后，虽然我们不再定时询问您的出入量情况，但您也可以自己记录，定时将入量与尿量分别计算，出

笔记：

现尿量多于入量的情况也请及时告知我们，我们会帮助您及时采取治疗措施。

27. 为什么补充激素？使用激素会变胖么？可以不用么？为什么？

不要排斥激素，其实激素是人类必不可少的好朋友，它的抗炎作用能强化细胞及细胞膜、预防病变血管壁及细胞壁透过性亢进，同时对于血脑屏障的损害有防卫和修复作用，它还可以有效补充垂体分泌激素功能的下降，预防术后垂体功能低下的发生。所以，大部分患者在术前及术后都会使用一定量的激素药物。可能您听说过激素的诸多害处，诸如引起向心性肥胖、满月脸、紫纹、皮肤变薄、肌无力、肌肉萎缩、低血钾、水肿、恶心、呕吐等异常状况。但是这只是激素大量长时间使用所导致的。如果不出现严重的垂体功能低下需终身服用激素替代治疗，常规使用的这个激素的剂量在可控范围之内的，您不必过于担心。但是需要您特殊注意的是，激素类药物不能擅自停用，需要在专科医生指导下逐渐调整剂量，合适时间减量直至停药。因为激素的突然停用会引起很多不良的后果，如发生急性肾上腺皮质功能不全，使疾病复发或恶化，出现原来没有的临床症候群如肌痛、关节痛、肌强直、疲乏无力、发热、情绪低落等。

笔记：

28. 应用激素期间有哪些注意事项?

激素类药物具有不可替代的作用, 但是它在长期的应用过程中也会出现副作用。首先, 激素能破坏胃黏膜, 刺激胃酸分泌, 形成胃炎或胃溃疡, 所以您用激素的同时, 使用一些保护胃黏膜的药物, 来防止这一副作用, 这对于长期应用激素治疗的病人是很重要的。激素使用后能使骨钙游离, 形成骨质疏松, 要长期补充钙剂来对抗这一现象。激素还能使得体内钠盐潴留, 钾盐排泄增加, 水分增多, 增加血管压力, 引起高血压, 所以激素治疗的病人要用低盐饮食, 同时补充氯化钾。使用10毫克以上激素的病人, 不要随意自行停药, 以免出现肾上腺皮质功能衰竭现象。激素能使机体的脂肪重新分布, 血脂升高, 形成向心性肥胖, 即脂肪堆积在躯干部位, 可引起心血管疾病, 目前只能用控制激素用量和进行心血管疾病的治疗作为对策。

29. 手术后使用哪些药? 作用是什么?

在您术后我们会为您使用的药物主要可以分为以下几类: ①抗生素类, 如达力新、复达欣、克林霉素、美平、稳可信等, 主要作用为预防术后感染。②止血药, 如卡络磺钠、苏灵、氨甲环酸等, 主要作用为预防出血。③激素类, 如甲强龙、泼尼松、氢化可的松琥珀酸钠、地塞米松等, 主要作用为补充激素, 预防垂体功能

笔记:

低下。④补充电解质类，如氯化钾缓释片、10%氯化钠、潘南金、枸橼酸钾口服液等，主要作用为预防电解质紊乱。⑤止尿药，如弥凝、去氨加压素、垂体后叶素等，主要作用为纠正尿崩症状。⑥保护胃肠道类，如洛赛克、耐信等，主要作用为保护胃黏膜，预防手术及激素类药物引起的消化道溃疡。

30. 手术后多久伤口能够愈合？对于手术伤口需要注意什么？

根据手术方式的不同愈合时间也有所不同，一般情况下无脑脊液鼻漏的人伤口大约一周左右愈合。如果术中鼻黏膜有剥脱或者脑脊液鼻漏用碘仿填塞的病人术后大约 10 天左右。术后约 3 ~ 4 天会用无菌纱布外敷，您在喝水的时候尽量用口径小的瓶子喝水，小口喝水，避免将纱布弄湿，会增加感染的风险。鼻腔内流出的液体浸湿纱布后及时请护士更换，但不要频繁更换，同样也会增加感染的风险。去除纱布后，鼻腔内还会有少量液体流出，禁忌用卫生纸填塞鼻孔，用纸巾轻轻擦拭即可。鼻腔内仍有结痂时不要用手抠，易导致感染和出血。尽量不要用力打喷嚏，增加颅内压，增加脑脊液鼻漏的风险。

31. 为什么手术后护士会经常用手电查看眼睛？

护士用手电照您的眼睛是观察您瞳孔情况，包括双

笔记：

侧瞳孔的形状、大小、对光反射。瞳孔变化是考虑颅内出血的重要依据，是神经外科患者术后观察的重点。所以，为了能够及时地观察和准确的判断您的病情，请您积极地配合我们。

32. 要抽血做什么？

通常，如果不发生其他异常情况，为您进行的抽血化验主要包括：①血常规：是最基本的检查，主要通过检验血液中红细胞、白细胞和血小板的数量及形态分布，判断一下是否有炎症反应，体内的营养状况以及是否有血液系统疾病。②肝功、肾全或电解质：主要看一下血液中的钾、钠、氯、钙等离子的浓度，以便发现异常进行及时补充。③凝血：主要看一下您的凝血机制，如果凝血机制异常，可能导致增加出血的倾向或术后血栓的形成。④血型：术前了解您的血型，以备术中输血，进行交叉配血。⑤输血八项：包含乙肝五项、人类免疫缺陷病毒 HIV、丙型肝炎病毒 HCV、梅毒 RPR。检查这几项可了解您是否感染以上几种病毒，为更好地保护您和医护人员。⑥性激素六项：包括泌乳素 PRL、促肾上腺皮质激素 ACTH、生长激素 GH、促甲状腺素 TSH、促性腺激素 LH/FSH。了解您是否是功能性垂体腺瘤，是哪种类型的垂体腺瘤，以便对症治疗。

笔记：

33. 术后会做哪些检查？

根据您的情况术后还需要做一系列的检查为您的术后恢复保驾护航，同时还可以更好地了解您的手术效果。

（1）一般术后连续三天早晨会抽血，对您进行血常规及电解质水平的检查，从而及时发现您是否出现电解质紊乱、出血、感染等情况，必要时需要增加抽血次数及天数进行复查。

（2）根据垂体腺瘤类型术后需要复查激素水平，如促肾上腺皮质激素（ACTH）细胞腺瘤（库欣病）患者需要留 24h 尿游离皮质醇（UFC）、抽血查血皮质醇水平、ACTH 等；生长激素（GH）细胞腺瘤（肢端肥大症）患者需要抽血进行口服葡萄糖抑制试验以测定其生长激素水平；泌乳素（PRL）细胞腺瘤患者需要抽血查泌乳素水平；促甲状腺激素（TSH）细胞腺瘤患者需要抽血查血 TSH 水平；促性腺激素（GnH）细胞腺瘤患者需要抽血查血 GnH 水平；多分泌功能腺瘤患者需要根据患者情况复查各种激素水平。

（3）术后您还需要复查 MRI 以了解瘤体变化。

（4）如果您术前存在视力、视野异常，需要酌情复查视力、视野情况。

（5）术后我们会对您的病情进行密切观察，当您出现一些病情变化或者异常情况，医生会根据情况安排您复查 CT，从而排除并及时发现是否有出血的发生。

笔记：

34. 手术后何时可以下床活动?

根据您的情况,由主管医生决定您何时可以下床。一般根据您的术中情况,无脑脊液鼻漏患者,术后第 1 天即可下床活动,库欣综合征患者根据患者情况术后第 2 天可下床活动。

如果您出现了脑脊液鼻漏或存在脑脊液鼻漏的高风险,您的主管医生会要求您多卧床一段时间,卧床的意思是保持头部与身体在一个水平面上,但是身体其他部位可以活动。在此期间,您可能会有一些不适应及不舒服的情况,但是为了您自身手术后更好的恢复,希望您能够克服这些困难,严格按要求去做。医生会全面评估您的情况,及早让您下床活动。

35. 术后饮食有哪些注意事项?

术后可以吃一些橙子、南瓜、猕猴桃之类富含钾和维生素的水果、蔬菜,帮助补充电解质,尽快促进伤口愈合和神经功能的恢复。如果您出现尿崩症状,请不要吃利尿的食物,如西瓜、冬瓜、咖啡、浓茶等。如果您有冠心病、高血压等疾病,请务必减少脂肪、胆固醇类食物的摄入,少吃腌渍食物、肥肉、鸡蛋黄、方便面等。如果您有糖尿病,需要严格遵从糖尿病患者食谱,控制好血糖,因为血糖控制差会直接影响伤口的愈合。如果您术后出现了低钠或高钠的情况,我

笔记:

们会告知您适当地通过饮食进行调整。

36. 术后原来的症状会不会缓解？

如果您术前出现了头痛、视力下降、视野缺损的症状，随着瘤体的切除，神经压迫解除，大部分患者可以明显缓解症状。但是，如果部分患者由于瘤体的长时间压迫已造成了视神经萎缩的话，视力、视野可能就不能完全恢复了。对于由于激素异常分泌导致的一些症状，如肢端肥大、高血糖、紫纹、高血压、面容改变等，一般随着激素水平的控制，症状会有所改善，但是每个患者的改善情况不尽相同，受术前疾病情况、手术情况、术后恢复情况、个人体质等因素的影响。

37. 术后激素水平会恢复正常吗？

可能您会特别关注术后激素水平是否能够恢复正常，我们没有办法给予您完全肯定的答复。因为这由您的疾病类型、瘤体大小、瘤体侵袭情况、手术情况等诸多因素综合决定。大部分患者的激素水平较前会有大大的改善。

38. 手术后肿瘤没有完全切除怎么办？有什么后续治疗？

如果手术后仍有相当体积的无功能性垂体腺瘤残留，可以行放疗来阻止残余肿瘤的进一步生长，现在也已经发展出许多不同的放疗方式用于治疗垂体腺瘤，可

笔记：

以减小放疗对正常组织的副作用。北京协和医院放疗科目前在这方面有国内的领先设备，能够达到较好的治疗效果。

如果术后发现只有极小部分的无功能性垂体腺瘤残余，您可以规律复查、定期做鞍区 MRI，如发现肿瘤有进一步生长的迹象，则需采取治疗措施；如果残余病灶保持不变，可以不必担心，继续规律复查即可。

对于肢端肥大症、库欣病或者泌乳素瘤等功能性垂体腺瘤，如果术后仍有残余的肿瘤，可首选通过药物治疗控制体内激素的过量分泌。在内分泌科医师的专业指导下，个性化的药物治疗可以辅助甚至替代放疗。

39. 手术做完后会不会复发？

垂体腺瘤手术后复发率颇高，文献报道在 6% ~ 21%，其中有全切后的复发，也有手术残留导致的再生长，因此您在手术后需定期复查随访。

40. 垂体生长激素腺瘤术后什么情况下才能叫治愈？

垂体生长激素腺瘤术后当生长激素（GH）水平下降到正常值，正所谓达标。术后行 OGTT 试验若空腹 $GH < 2\mu g/L$ 并且 0 分钟、30 分钟、1 小时、2 小时、3 小时中任一个时间点 $GH < 1\mu g/L$，则可以判断垂体生长激素腺瘤治愈。

笔记：

41. 手术后内分泌未达标的患者应该怎样后续治疗？

手术后，当您内分泌未达标，首先要行头部增强磁共振，根据影像学检查来判断是否有残余肿瘤，如果存在残余肿瘤，且肿瘤大小、位置易于手术切除，原则上说，还是建议行手术治疗，如果影像学检查提示肿瘤不明显或者肿瘤大小、位置并不适合行手术治疗，风险过大，医生会建议您 3 个月后进行全面检查 MRI、内分泌指标。早期可以选择辅助放疗治疗或药物治疗。

42. 泌乳素腺瘤术后内分泌未达标，是否还需要服药？

针对泌乳素腺瘤手术治疗，大多数患者术后内分泌指标可以达标，部分未达标的患者，医生会根据您各项化验结果来调整您服用药物的剂量。给予适宜用量的溴隐亭继续治疗。

笔记：

第四篇　出　院　篇

1. 多长时间能出院？

经单鼻蝶垂体腺瘤术后无特殊情况一般 2 ~ 4 天可出院。开颅垂体腺瘤切除术后患者，主管医生将根据您的身体恢复情况决定您的出院日期。

2. 怎么能够知道可以出院了？

通常，主管医生会通过查房对您的术后恢复情况进行评估，从而确定您是否可以出院。如果您满足出院条件，主管医生会在前一天或当天通知您办理出院，并将诊断证明书交给您。向您讲解出院后的注意事项、出院带药的使用方法，具体剂量及特殊药物的减药方法。出院后如有遗忘，请仔细阅读诊断证明书上注意事项及出院带药服用方法。

3. 出院流程是什么？怎么办理？

主管医生通知您可以办理出院后，会将诊断证明书交与您，为您开具出院医嘱，并开出出院后仍需继续服用的药物医嘱。随后您当天的责任护士会向您详细讲解

笔记：

办理出院手续及病例复印的相关事宜。此外还会向您介绍出院后的饮食、活动、休息、复查方面的健康知识。随后医生、护士将为您检查病例是否完整齐全，并为您进行费用审核。审核完毕后，到住院处办理出院手续（住院处会为您出具您住院期间的所有费用明细，并为您手中的诊断证明书加盖医院公章）。待您结算完毕后责任护士会将出院带药发到您手中，一些特殊的药物会再次向您解释为什么要吃这些药物，有什么副作用，以及如何正确服用等等。

协和医院就诊的患者可参考如下：

（1）主管医生会在您出院当天查房后告知您可否出院，为您开具出院医嘱和出院带药，并为您打印"证明书"交到您手中。（这份证明书除打印的文字以外还有主管大夫的亲笔签名，和蓝色名号章，除此以外不要标注任何文字符号等等，以免影响您日后报销和请假。）

（2）责任护士接到您的出院医嘱后会第一时间向您宣教如何办理出院手续，向您详细讲解出院后疾病康复过程中的注意事项等内容。

（3）10：00左右您可以到病房护士站退陪伴证及体温表，换回一张探视证。

（4）办理出院的时间为10：30~12：00，特殊情况经允许后可以下午办理或提前办理，周末及法定节假日均可办理。所以当您接到医生通知出院的信息后不要着急，通知家属在规定的时间为您办理即可。北京医保的

笔记：

患者可以直接办理出院手续，最终结账需等待医院电话通知再回到住院处办理。投保其他险种的患者请您在出院前仔细咨询当地保险中心确保手续的齐全，以免回去后影响报销程序的顺利完成。我们东院区外科出院患者可至外科楼西门处的医保办公室咨询其他医保报销事宜。

（5）当确认病房这边对您的费用审核完毕后，您可以携带诊断证明书、就诊卡、住院押金条和两张探视证直接到住院处办理出院手续。

（6）通常您会有出院后需要继续服用的药品，医生会提前为您开好，由药房包好后集中送到病房，责任护士接收完毕核对无误后会第一时间交给您，并向您宣教每种药品的作用、副作用、如何服用、服用频率以及特殊药品的减药方法。

（7）办理完出院手续后，拿到出院带药，您就可以准备出院了。请您将病号服脱下放在床上，同时确保病号服口袋掏空，没有遗漏您的物品。不要忘记携带您的片子，确保手机、钱包等贵重物品没有遗漏。

4. 如果需要报销，如何复印病历？

您出院后主管医生和责任护士会将您的出院病历整理、汇总、签字盖章。随后，医院病案室会集中收集整理，并对病例进行核查、编号入库等程序，完善后方能允许您进行复印，所以出院当天无法给您，需要您耐心

笔记：

等待一段时间。

北京协和医院就诊患者可参考如下：

出院后十五个工作日后可至内科楼一层病案室进行复印。考虑到外地患者复印病历的不便，北京协和医院现在对非北京患者提供病历复印件的邮寄业务，但也需要等到十五个工作日后方能为您寄出。有几点需要您特殊注意：①无论是自己复印还是医院邮寄都需要您办理完出院手续后先至病案室登记。②办理病历邮寄需要携带证件，本人办理需要携带就诊卡、身份证，家属或朋友代办还需要携带代办者的身份证。③病历复印需要收取一定的成本费用。

5. 什么是出院证明书？如何领取？

出院当天会由主管医生交给您"诊断证明书"，有的地方也叫"出院小结"、"出院证明"、"诊断书"等。该证明书是病房为您提供的唯一的医疗证明，主管医生会将您的主要住院治疗经过记录在上面，并会对后续治疗提出建议，还会对您出院后需继续服用的药品名称及用法进行说明。

6. 证明书上面都需要哪些签名盖章？应注意什么？

证明书的右下角会有主管医生的签名以及名号章，当您办理出院结算时住院处会给您加盖北京协和医院（医院）公章，您需注意的是，该证明书必须加盖我医

笔记：

院的公章才有效。请您保持证明书清洁、完整,不要在上面随意涂画以免影响报销。证明书不可补打,请您妥善保存。

7. 出院会带什么药?都是怎么吃的?

(1)滴鼻液:呋麻滴鼻液,海伦滴眼液,复方薄荷滴鼻液。以上药物均要滴鼻使用,使用方法同术前,两侧鼻孔都要滴,每侧鼻孔滴 2~3 滴,每天滴 3~4 次。滴药时需要将枕头撤掉平躺。滴完平躺 15min。每种滴鼻剂间隔十五分钟使用,无先后顺序。建议您餐前滴鼻,避免饱餐后平卧带来的不适。待所有滴鼻剂滴完后即可停药。

(2)激素药物:泼尼松、氢化可的松。根据医嘱服药,减量或停药。具体减药方式主管医生以及责任护士会反复向您宣教,并标注于"诊断证明书"上。

(3)神经营养药物:丁苯酞软胶囊(恩必普)、维生素 B_1、甲钴胺片(弥可保)、维生素 B_{12}、神经妥乐平。遵医嘱服用完毕即可停药。

(4)抗利尿药物:醋酸去氨加压素片(弥凝)。根据尿量情况和出入量必要时服用。如您在正常饮食情况下(无饮浓茶、咖啡,未服用利尿食物),每小时尿量超过 200ml,或 24h 尿量超过 3000ml 则需继续服用药物,待尿量得到控制后方可停药。

(5)补钾药:主管医生在您出院当天会为您带上足够量的补钾药物,如果补钾药吃完,没有低钾的症状即

笔记:

可以停止服用。

8. 出院带的药吃完了，还需要继续吃吗？

出院带药一般分为以下几类：激素药，营养神经药，补钾药，抗利尿药，滴鼻液，以及医生因您基础病（高血压、糖尿病）为您开的药。

激素药需严格遵照医嘱服用及减量；营养神经药服用完后无需继续服用；补钾药根据您的血钾情况，服用完出院带药量后，您可去当地医院抽血查电解质，如血钾恢复正常，便可停用该药；抗利尿药根据您的尿量自行调整，如尿崩症状有所控制，可根据出入量情况逐渐减少用药量或停药；滴鼻液的作用是缓解鼻塞以及鼻腔干涩症状，同时可以达到收缩血管，止血的效果，用完后可停用，如您有高血压、糖尿病等慢性病且长期服药，出院后应继续服药。

9. 出院后为什么还要继续服用激素？要服用多久？

垂体手术后，为预防患者出现垂体功能低下，会使用激素治疗。术后在院期间通过静脉补充激素，2～3天后改为口服激素。出院后需遵医嘱继续服用。服用激素期间需要您按医嘱要求逐渐减少服药量直至停药。以便您逐渐适应由于手术导致的激素水平变化的过程。一部分病人术后需长期服用激素替代治疗。则应遵照医嘱服药，并定期复查激素水平（图57）。

笔记：

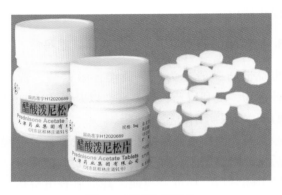

图 57　醋酸泼尼松片

10. 出院后在饮食方面应该注意什么？

垂体腺瘤术后患者，如无其他合并症，如糖尿病、高血压、肾炎等，可正常饮食。建议您围手术期内也就是术后三个月内不要吃利尿的食物，如冬瓜、西瓜、咖啡等。如无异常情况，三个月后您就可以恢复正常饮食。因垂体腺瘤术后有可能会发生迟发性低钠的情况，建议您围手术期可进食相对咸一些的食物，预防迟发性低钠的发生。此外为减少术后低钾情况的发生，建议您进食含钾量丰富的食物，如香蕉，绿叶蔬菜等。建议您多进食粗纤维的食物，以利于保持大便通畅。希望您均衡饮食，多进食高蛋白、维生素含量高的食物，避免辛辣、刺激的食物。如您患有糖尿病，饮食上要特别注意适当进食含糖量低的食物，控制好血糖。长期服用降糖药或注射胰岛素的患者

笔记：

要定时监测血糖，切忌血糖波动过大，随身携带点心、糖果之类的食物，防止发生低血糖（图58）。

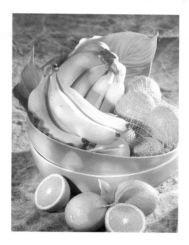

图58　多吃水果

11. 出院后在活动方面应该注意什么？

一般来讲经单鼻蝶窦垂体腺瘤切除术创伤相对较小，属于微创手术。因此，建议患者术后早期下床活动。术后医生常规会建议您全休三个月，以休养为主，保证充足的休息及睡眠，避免重体力劳动。活动方式一般以有氧运动为主，您可以散步、慢跑、登山以及做器械运动等运动量相对小的运动，但是要注意做到适度、适当，避免过度劳累，不要从事剧烈运动，比如猛跑、蹦极等。

笔记：

12. 出院后可不可以游泳、潜水？为什么？

在医生明确告知您已经康复可以游泳、潜水前请您不要私自游泳或潜水，因为游泳、潜水这些水下运动都会因水里的压强诱发脑脊液鼻漏，进而导致颅内感染，严重时甚至危及生命。

13. 是否可以坐飞机？

由于病房责任护士和其他值班医生都没有参与您的手术过程，因此不确定您的术中情况。建议您在办理出院手续前咨询主管医生，也就是您的手术医生。以确保安全。

14. 回家后出现了什么情况就代表出现了"垂体功能低下"？该怎么处理？

垂体功能低下主要表现有乏力、心悸。发生低功时应及时补充激素。激素（泼尼松、氢化可的松）减量要严格遵照医生诊断证明书上的减药顺序执行。如医嘱为第一周1片/次，3次/日，第二周1片/次，2次/日减掉中午药，以此类推直至停药。但在减药过程中如果出现低功表现应按照上一个周期服药剂量继续服用。待低功症状好转后再继续进行减量。

15. 回家后出现了什么情况就代表出现了"尿崩症"？该怎么处理？

尿崩症临床表现为尿多，尿量大于200ml/h，连续

笔记：

数小时，且颜色清亮；或者尿量大于 3000ml/d。术后出现的这一并发症多数为可逆的，严重时需及时服用抗利尿药。弥凝是目前用于治疗尿崩症的常用的口服药。服用期间请您注意监测您的出入量，也就是吃什么喝什么每天记录下来定时计算一下总量，同时记录一下尿量，并根据出入量及每小时尿量调整药量。建议每日服用弥凝最多不超过六片。可半片剂量服用。

16. 回家后出现了什么情况就代表出现了"水电解质紊乱"？该怎么处理？

水电解质紊乱主要表现为疲乏、无力、恶心、呕吐、精神差。为避免这种情况发生，首先一定要坚持服用术后医生开的补钾药，多吃一些钾含量丰富的食物；其次，在饮食上不要过于清淡，甚至吃的稍微咸一些。如您有上述不舒服的情况建议您可到当地医院抽血检查血里的含钾、钠、钙等的情况，并根据抽血结果遵医嘱进行相应处理。复查时也会查电解质水平，如有问题可再行处理。

17. 回家后出现了什么情况就代表出现了"脑脊液鼻漏"？该怎么处理？

脑脊液鼻漏主要表现是鼻腔内有透明清亮，如同清水样液体流出，这一并发症发生的概率很低，如果您术后平卧（不让垫枕头，不让床上坐起）过 1 天以上，需要多注意这方面的观察。出现这一症状后不要特别紧张，可以先去药店买尿糖试纸做一个液体的检测，因为

笔记：

脑脊液中含有糖分,所以,如检测结果呈阳性则有可能发生了这种并发症,请及时联系主管医生或到附近医院就诊(图59、图60)。为了减少其发生概率,在您术后注意不要做增加鼻腔压力的动作,如用力擤鼻涕、使劲咳嗽、用力大便、提举重物等。

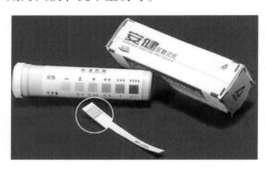

图 59 尿糖试纸

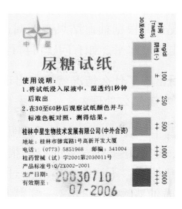

图 60 尿糖试纸使用说明

笔记:

18. 现在没有脑脊液鼻漏，出院后还有可能发生么？如何预防？

一般术中没有脑脊液鼻漏的患者，出院后基本上也不会发生脑脊液鼻漏。但是要避免咳嗽，打喷嚏，用力大便，提举重物等会诱发颅内压增高的诱因。也有极少患者术后出院后再次发生脑脊液鼻漏。因此术后要严格遵医嘱进行身体康复。

19. 回家后出现了什么情况就代表出现了"继发性鞍区出血"？该怎么处理？

继发性鞍区出血主要表现为心率快、血压低、呼吸快，出血的早期患者可有头痛、烦躁、视物模糊，单侧或双侧肢体活动不好、意识不清，甚至昏迷等。继发性鞍区出血是较为严重的并发症，但一般在术后 48h 内易发生，出院后发生几率较低，所以您不用过于担心。如果出现请尽快到附近医院就诊。

20. 回家后出现了什么情况就代表出现了"颅内感染"？该怎么处理？

颅内感染一般表现为：高热不退，血液、脑脊液内白细胞增多，头痛等。建议您出院后以休养为主，避免着凉、感冒。定期监测体温，体温 37.5～38℃ 时可以采用物理降温的方式，青壮年患者可以选择腋下冰袋冷敷

笔记：

（冰袋外面需要包裹好干毛巾以免冻伤），年幼或者年老患者可选择温水擦浴。当体温持续不退或者升高至大于38℃时就要到就近医院抽血检查，服用退热药物降温。医生会根据您的情况决定您是否需要行腰椎穿刺检查。

21. 出院后还需要继续吃降压药、降糖药吗？

部分垂体瘤患者的高血压、高血糖症状是由于肿瘤原因引起，肿瘤切除后可好转。但仍有一部分患者已确诊为高血压、糖尿病，术后需自行监测血压、血糖，遵医嘱服用降压药、降糖药。需要注意的是，由于肿瘤切除后部分患者会存在血压、血糖水平的部分恢复，所以建议您到内科就诊，找医生重新调整降压药、降糖药的种类及剂量，以免引起血压、血糖异常降低的情况。

22. 如果忘记服用激素药物会有什么影响？怎么补救？

激素类药物的漏服后果比较严重，我们都知道长期大剂量使用激素会带来很大副作用（如身体发胖、骨质疏松、股骨头坏死、抵抗力下降、血糖升高、皮质类固醇征、消化道溃疡、电解质紊乱等），不规律应用激素类药物（随意加减、停药，不规律撤减等）又极易使病情反复加重，甚至难以再治，反复一次加重一次，增加一次治疗康复的难度，无法补救。因此，需要服用激素的患者要谨记服药时间和减药方式，可以设置闹钟或者请家属协助提醒服药。

笔记：

23. 如果忘记服用减少尿量的药物会有什么影响？怎么补救？

如果您忘记了吃弥凝等减少尿量的药物，恰好尿量多的时候，尿量得不到控制，就会造成钾钠离子从尿液中流失。所以当您尿量增多，尿色变浅的时候要警惕是不是忘记吃弥凝了，如果忘记了，需要补吃一次。如果您没有尿量多尿色浅的情况，那么对于您来说没有什么影响。

24. 如果忘记服用补钾药物会有什么影响？怎么补救？

如果您忘记服用补钾药物，可能会导致低钾性水电解质紊乱。但是如果您体内血钾处于正常水平，那么不会有很大影响。如果您血钾较低，那么可能会出现心慌、乏力、厌食等低钾症状，可能需要加服补钾药物，严重时需要到就近医院静脉补钾。

25. 如果忘记服用营养神经类药物会有什么影响？怎么补救？

如果您忘记吃营养神经类药物，补吃一次就可以了，但是与下一次服药时间间隔至少四小时以上。漏服营养神经类药物短时间内，不会对身体造成很大影响。

26. 服用药物对怀孕有没有影响？

一般来说服用药物的患者，我们不建议怀孕。因

笔记：

为，很多药物能透过胎盘屏障送达到胎儿，不同药物对胎儿生长发育的不同阶段会有不同程度的影响。严重时可能导致胎儿畸形甚至流产。所以我们不建议服药患者怀孕。无论您是男性患者还是女性患者，我们建议您在备孕时应到计划生育门诊进行相关检查，以确保您的身体状况处于最佳备孕期。如果您在服药期间意外怀孕，能不能确保胎儿顺利生产等相关问题，也建议您到计划生育门诊进行相关检查确认。

27. 经单鼻蝶窦垂体瘤切除术，手术多久后可以怀孕?

垂体瘤有不同的分型，不同分型的垂体瘤的治愈标准不一样，不能单从手术后多久来定义是不是可以怀孕，因为部分垂体瘤患者手术后还需要内分泌科、放疗科、化疗科等科室进行进一步检查和后续治疗。一般当您复查结果达到治愈标准停药三个月后可以到计划生育门诊进行相关检查来确认您是否可以怀孕，祝您健康。

28. 出院后要休假多久?

关于术后休假时间没有具体明确的时间。主管医生会在您出院前根据您的手术方式，年龄，身体状况，以及工作强度建议您休息一段时间来调养身体，一般1~3个月。

29. 为什么需要复查?

虽然垂体腺瘤绝大多数属于良性肿瘤，但是存在一

笔记:

定复发率，同时肿瘤还可能再生长。严格来说，肿瘤术后复发与肿瘤再生长定义不同，前者指手术将肿瘤已彻底切除，之后颅内又生长同类肿瘤；后者是指手术将肿瘤部分切除，颅内仍残留一部分，之后残瘤再生长。所以术后需要规律复查，监测肿瘤的复发与生长情况，利于肿瘤的早发现、早治疗。

30. 什么时间复查？

主管医生会在您出院前向您交代何时复查，并且告知您他/她的出诊时间，您只需要稍加留意即可。复查时间是从您出院当日算起。如赶上节假日，您可提前或者错后至最近的工作日到门诊楼挂号就诊即可。就诊时请您携带好就诊卡和您术后的片子等。为避免您遗忘，主管医生会在给您的"诊断证明书"上标注好您需要复查的时间。

31. 如何复查？

复查需要您到我们医院门诊挂号，找您的主管医生看诊，为了节省时间，您可以提前在北京协和医院网络平台了解您主管医生的出诊时间并预约挂号。当您挂号就诊后，医生会向您问诊，根据您的个人情况为您抽血，一般包括血常规、电解质、肝功、肾全以及激素六项等，并根据您的情况为您预约 MRI、CT 等影像学检

笔记：

查。您需等待血液检查结果和 MRI 或 CT 结果出来后再次挂号找医生为您分析疾病康复情况，并确定下一步的治疗方案。挂号可采用电话预约、银行卡预约、网上预约及北京协和医院 APP 预约等方式。

32. 复查前需不需要联系医生？

原则上不需要联系医生，直接到门诊就诊即可，除特殊情况外（如医生停诊、医院义诊、出国进修、支援下级医院等）医生会在出诊表标注日期准时出诊。如主管医生为您提供了联系方式，为确保您能如期就诊，您也可私下联系您的主管医生或拨打门诊咨询电话确定您的主管医生的出诊情况。

33. 是否可在当地医院复查？

垂体腺瘤存在一定复发率。因此，我们建议您术后务必严格遵医嘱按时复查。因不同地区医院在就医环境和医疗水平方面存在一定的差异，并且当地医院的医生可能不能够全面了解您的术前情况、手术方式以及术后相关治疗情况，因此，为了您早日康复，我们建议您最好到首诊医院找首诊医生就诊复查。

34. 多久就不用复查了？

由于垂体腺瘤术后复发及再生长的可能性是终身

笔记：

的，所以我们建议您终身复查。一般术后第一年复查
1～2次，若无临床症状及影像学异常，复查次数逐渐
减少。如果肿瘤有再生长的迹象，术后复查次数应较
前者增多，同时复查次数、间隔时间还应根据具体病
情而不同，出现临床不适症状或原有症状加重也应及
时复查。

35. 怎样防止复发？

导致垂体腺瘤复发的因素尚不明确，因此为了您的
健康，请您遵医嘱服药，定期复查，以免延误病情。

36. 出院后如果有问题，怎么联系你们？

为给患者提供整体化、全程化的护理服务。我科会
在您出院半个月左右的时间对您进行电话随访。随访内
容包括您出院后有关于饮食、活动、用药等方面的疑
问。您也可通过关注协和医院神经外科"健康乐"微信
公众号，与我们取得联系，我们会通过微信解答您出院
后的疑问。"健康乐"公众号后台由神经外科护士负责
维护。如您在恢复过程中有疑问需要联系主管医生。工
作人员会把您的问题转达给您的主管医生。以便尽快解
决您的问题（图61、图62）。

笔记：

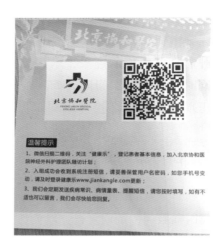

图61　"健康乐"微信公众号

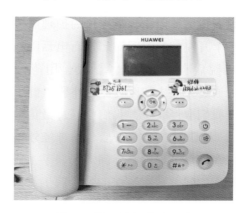

图62　神经外科联系电话

笔记:

附表 1 神经外科门诊出诊时间表
(供参考，以实际情况为准)

周一	周二	周三	周四	周五
上午				
幸兵 知名专家	王任直 知名专家	任祖渊 知名专家	马文斌 知名专家	苏长保 知名专家
杨义 知名专家	马文斌 知名专家	杨义 知名专家	连伟 副教授	许志勤 教授
	姚勇 副教授	姚勇 副教授	王裕 主治医师	邓侃 主治医师
	冯铭 主治医师	魏俊吉 副教授		
	包新杰 主治医师			
	王裕 主治医师			
	邓侃 主治医师			
下午				
李永宁 知名专家	连伟 副教授	王立根 副教授	幸兵 知名专家	王立根 副教授
许志勤 教授	魏俊吉 副教授	郭毅 副教授	姚勇 副教授	郭毅 副教授
王立根 副教授		冯铭 主治医师		包新杰 主治医师
窦万臣 副教授				

笔记：

附表 2 北京协和医院神经外科专家介绍

王任直，男，北京协和医院神经外科主任、教授。从事神经外科工作 30 年，对神经外科的基础理论专业知识掌握全面，对神经外科系统疾病及相关疾病的诊断、治疗及抢救有着丰富的经验，善于处理神经外科各种疑难复杂问题。每年完成 200 余例各种类型的手术，尤其擅长于垂体腺瘤、颅咽管瘤、颅底肿瘤、脑干肿瘤、脑血管病、脊髓髓内肿瘤等疾病的治疗。在垂体性疾病、颅咽管瘤及脑血管病等基础及临床研究方面都有独到之处。作为课题组成员，参加的"激素分泌性垂体腺瘤的临床和基础研究"分别获得卫生部及国家科技进步一等奖；"高血压脑出血立体定向血肿排空的基础及临床研究"、"缺血性脑血管病的治疗"等分别获得国家科技部及北京市医疗成果三等奖。参与并且承担多项国家"八·五"、"九·五"、"十·五"、"十一·五"攻关课题及北京协和医院重大课题。

在基础研究方面，作为首席科学家承担国家 863 课题一项；作为课题负责人，承担国家自然科学基金课题多项，国家科技部、卫生部科研基金课题、国家教委博士点基金课题等多项。在脑血管病研究方面，尤其是缺血性脑血管病研究方面作了大量工作，有很多创新之处，达到国际先进水平。近年来，致力于应用先进的基

笔记：

因转入和神经干细胞移植的方法治疗缺血性脑血管病，已经取得了很大进展，希望可以为临床缺血性脑血管病的治疗提供一种切实可行的治疗方法。其研究成果多次在国内外会议上发表，曾经获得第一届世界脑卒中大会"青年研究者奖"，第一届亚洲微循环大会"优秀论文奖"。其干细胞研究获 2009 年国家发明二等奖，鞍区肿瘤研究获 2008 年中华医学科技进步一等奖。擅长垂体腺瘤，颅咽管瘤，颅底肿瘤等。

幸兵，男，主任医师，教授，博士生导师，各种类型的垂体疾病的诊治；鞍区疑难杂症的诊治。脊髓栓系综合征的治疗。协和医院神经外科垂体组组长。库欣病、肢端肥大症等各种类型的垂体腺瘤诊治；垂体脓肿、尿崩症、拉克氏囊肿治疗；脊髓栓系综合征的诊治。

姚勇，男，副主任医师，副教授，现任中国垂体腺瘤协作组秘书长。擅长神经内镜下各类垂体瘤，颅咽管瘤等鞍区疾病的手术治疗；糖尿病周围神经病的外科治疗；以及脑室镜下三脑室底造瘘治疗梗阻性脑积水等。在研国家自然科学基金一项，北京市优秀人才资助一项，首都特色基金一项，在《中华神经外科杂志》等核心期刊上发表文章近十篇，作为编者参与编写多部著作。擅长神经内镜下各类垂体瘤，颅咽管瘤等鞍区疾病的手术治疗以及多科协作对复杂性难治性垂体腺瘤患者的综合诊治指导；糖尿病周围神经病的外科治疗；脑室

笔记：

镜下三脑室底造瘘治疗梗阻性脑积水等。

连伟，男，擅长颅内肿瘤、脊髓肿瘤、脑血管病、先天畸形和外伤等神经外科常见多发疾病的诊断和处理，对于复杂疑难危急重患者有较好的诊断和处理能力，熟练地掌握显微外科手术技术，操作细致规范，特别对于垂体腺瘤的诊断和处理以及经蝶窦显微外科垂体瘤切除术具有丰富的经验。能够追踪神经外科新知识、新技术，积极参与开展神经外科难新手术，作为成员多次获得医院的医疗成果奖。获得卢观全基金会的奖学金支持，近期即将赴美从事神经外科的博士后研究工作。曾获得 CMB 基金资助赴美国进行有关医学院临床外科教学及科研工作的交流。1995 年以来以第一作者发表文章 10 余篇；参与《神经外科学纲要》的译著编写，任副主编，译著约十万字；参与《协和医学词典》中神经外科部分的撰写。

包新杰，男，主治医师，医学博士，讲师。擅长垂体腺瘤、颅咽管瘤、生殖细胞肿瘤、脑膜瘤等鞍区肿瘤的诊断、个体化手术治疗及术后综合治疗。2011 年毕业于北京协和医院，获神经外科博士学位，研究方向为移植骨髓间充质干细胞治疗脑卒中的实验研究。2011 年博士毕业后留在北京协和医院工作，历任北京协和医院神经外科住院医师、总住院医师、主治医师，从事神经外科临床工作。以课题负责人身份负责国家 863 青年科学家课题一项，国家自然科学基金课题一项，北京协和医

笔记：

院中青年科研基金一项。以课题骨干身份参加 2 项国家 863 高技术研究发展计划重点项目。目前在国内、外以第一作者发表论文多篇，其中英文 SCI 论著 6 篇。擅长垂体腺瘤、颅咽管瘤、生殖细胞肿瘤、脑膜瘤等鞍区肿瘤的诊断、个体化手术治疗及术后综合治疗。

冯铭，男，主治医师，讲师，医学博士。于中国医学科学院北京协和医学院，获神经外科专业博士学位。在读期间，获得中国医学科学院北京协和医学院优秀研究生奖、周子专奖学金。毕业后在北京协和医院神经外科工作，任住院医师、总住院医师、主治医师。对神经外科的基础理论专业知识掌握全面，专业特长为垂体腺瘤、颅咽管瘤、脑膜瘤的显微外科治疗。做为主要人员参与国家 "863" 课题 1 项，并完成博士课题研究：骨髓间充质干细胞治疗脑出血的有效性及毒性实验研究。此外，参与北京自然基金 1 项、中国医学科学院 – 北京协和医院联合基金 1 项。部分结果在第 14 届世界神经外科大会，第 8 届中华神经外科大会上交流，并获得优秀论文奖，本人获得 "青年研究者奖"。在《中华神经外科杂志》、《中华神经医学杂志》、《中国医学科学院学报》、《中国微侵袭神经外科杂志》 等杂志发表文章 15 篇，第一作者 10 余篇。担任《尤曼斯神经外科学》副主译，参与《垂体腺瘤手术治疗图谱》 等书籍的编写。垂体腺瘤、颅咽管瘤、生殖细胞肿瘤、脑膜瘤、颅脑外伤的显微外科治疗、神经内镜手术。

笔记：